针灸临证随笔

万文蓉　彭荣琛　编著

人民卫生出版社
·北京·

图书在版编目（CIP）数据

针灸临证随笔 / 万文蓉，彭荣琛编著. — 北京：
人民卫生出版社，2023.7
ISBN 978-7-117-32726-8

Ⅰ.①针… Ⅱ.①万… ②彭… Ⅲ.①针灸疗法 – 中
医临床 – 经验 – 中国 – 现代 Ⅳ.①R246

中国版本图书馆 CIP 数据核字（2021）第 277364 号

人卫智网	www.ipmph.com	医学教育、学术、考试、健康，购书智慧智能综合服务平台
人卫官网	www.pmph.com	人卫官方资讯发布平台

针灸临证随笔
Zhenjiu Linzheng Suibi

编　　著：万文蓉　彭荣琛
出版发行：人民卫生出版社（中继线 010-59780011）
地　　址：北京市朝阳区潘家园南里 19 号
邮　　编：100021
E - mail：pmph @ pmph.com
购书热线：010-59787592　010-59787584　010-65264830
印　　刷：天津科创新彩印刷有限公司
经　　销：新华书店
开　　本：710×1000　1/16　印张：11.5　插页：2
字　　数：200 千字
版　　次：2023 年 7 月第 1 版
印　　次：2023 年 9 月第 1 次印刷
标准书号：ISBN 978-7-117-32726-8
定　　价：50.00 元
打击盗版举报电话：010-59787491　E-mail：WQ @ pmph.com
质量问题联系电话：010-59787234　E-mail：zhiliang @ pmph.com
数字融合服务电话：4001118166　E-mail：zengzhi @ pmph.com

万文蓉

简介

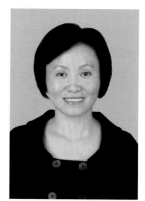

万文蓉，女，北京中医药大学东直门医院厦门医院主任医师、教授、硕士研究生导师，中华中医药学会系列杂志《中医药通报》常务副主编，中泰医学研究中心兼职教授。福建省名中医，全国优秀中医临床人才、全国老中医药专家学术经验继承工作继承人，章朱学派传承人，闽江科学传播学者，厦门市专业技术拔尖人才。

1991年毕业于中国中医研究院（现中国中医科学院）针灸专业，获医学硕士学位。从事医教研工作35年，师从朱良春、洪广祥、王琦、孙光荣等国医大师，针灸师承彭荣琛、夏玉卿教授。主持、参与科研课题30余项，发表学术论文120余篇，主编专著及参编著作8部。

兼任中国中医药研究促进会报刊图书编辑与信息专业委员会副主任委员，中华中医药学会编辑出版分会常务委员，中国针灸学会腧穴分会委员，中华中医药学会内经学分会委员，世界中医药学会联合会中医临床思维专业委员会常务理事，福建省针灸学会副会长，福建省中医药研究促进会副会长，厦门市针灸学会会长，新加坡中医中药联合会学术顾问。

荣获中华中医药学会全国中医师"诵经典学名著"标兵、福建省三八红旗手等荣誉称号，北京中医药大学临床教学医院讲课比赛一等奖。

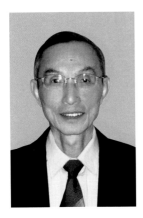

彭荣琛

简介

彭荣琛，男，教授，主任医师。首届中国中医研究院（现中国中医科学院）研究生，获医学硕士学位。师从中国工程院院士、国医大师程莘农教授。先后在江西中医学院（现江西中医药大学）、北京针灸骨伤学院、中国中医研究院针灸研究所、北京中医药大学、香港浸会大学及其附属医院从事教学和医疗工作40余年。

曾荣获北京市优秀教师称号。曾任全国高等医药院校统编教材《腧穴学》编委，《中国中医药年鉴》编委，《中国大百科全书·针灸卷》主编。

出版著作30余部，代表著作有《针灸处方学》《中医方药与针灸临床心得录》《灵枢解难》等；发表论文50余篇，代表论文有《从九宫图与生物钟的关系探讨时辰针灸学》《试论"伏邪"的古今价值》《论腧穴的八大性》《腧穴的三维结构及其临床应用》等。

曾任中国中医研究院针灸研究所副所长，北京针灸骨伤学院针灸系主任，香港浸会大学访问学者，中国针灸学会第三届理事。

彭序

虽然从大学开始，我们就接触中医，还多自以为学得不错，但真正到了临床，才感觉"书到用时方恨少"，一些理论怎么就在临证时用不上，而一些临床体会也无法总结提高。尤其是当年身处乡镇、远离大医院的时候，真希望有一位老师在身旁指导。这时，一本好书就是一位好的老师。长时间临证之后，再认真读书，就会感觉事半功倍。写在纸上的理论虽然只是平面的、抽象的，但临床上叠加起来后就会变成形象化的。面对患者时就有立体感，才会有全方位的诊疗。

中医临证虽然灵活性很大，但原则性又很强，往往失之毫厘，谬以千里，所以我们必须给予重视。看起来很明确的理论，我们是否就真正弄懂了呢？甚至能够灵活运用呢？如早年曾听某专家在研究生课堂上将"阴升阳降"说成"阳升阴降"，像这么最基础的阴阳理论都认识不到位，还怎么指导临床？知名专家尚且如此，何况我们？

针灸学是在中医基础理论指导下的一门重要学科，其治疗方法基于几千年的临床大数据，疗效自不必多言。临证时，我们必须运用中医基础理论，实施辨证论治，并充分运用针灸手法、针法、灸法等各种技巧，同时调动患者的主动性，充分发挥经络、穴位的功用，才能取得满意的疗效。这样就需要我们将临床与理论互为呼应，融为一体。

文艺界常说：一日不练，自己知道；两日不练，师傅知道；三日不练，观众知道。中医临证虽然没有那么讲究，但也会半年不看书，自己知道；一年不看书，师长知道；三年不看书，患者知道。

但愿本书是您在悬梁刺股时的一声呼唤，闻鸡起舞时的一声赞叹；是您在岐黄圣殿神游时的一位向导，悬壶济世时的一位同伴。只愿君心似我心，定不负相思意。

彭荣琛
2022 年 10 月于北京

前言

因为对中医的敬畏，对文字的敬畏，对读者的敬畏，这个愿望（著书）像陈年老酒一样深深地埋藏在心底。从医至今虽不过数十年，但却像几辈子以前的事，一直持续酝酿、发酵着，我不知道该用怎样的方式来表达，因而让我久久不敢下笔。

我觉得理想中的状态应该是：在娓娓道来中进行知音般的交流与碰撞，在思想的共鸣中获得醍醐灌顶的顿悟，在酣畅淋漓里共同穿越时光的隧道，在博大精深的中国传统文化的大观园里，在探索临床针灸的神奇与奥秘中，共同成长、共同升华。我的好多同道、海内外学生甚至患者，一而再、再而三地提议和催促，像淡淡的云彩拂动了秋思、像暖暖的阳光融化了冬雪、像微微的东风催动了春心，在阳光明媚的初夏，飘来草莓的悠悠清香，点燃了沉寂多年的激情，终于让我怦然心动，以思辨的形式写下了如此随笔。

中医是中国传统文化的一部分。文化是厚实的土壤，是思维方式的根基，既能体现中国人的历史，也能体现中国人的精神状态。在浩瀚宇宙中的诺亚方舟上，人是渺小的，如天地间的尘埃，与天、地融为一体，和谐地相处着，所以中医讲究天人相应、取类比象，从整体的角度认识人的生理、解决人的病理，这就给中医带来了一定之难，即在严谨的原则性下，必须兼顾因时、因地、因人的灵活性，所以没有规矩，不成方圆；而墨守成规，则无新意。真正的中医临床家，首先是一位博览群书的杂家，因临证时需要纵横捭阖之魄力、处乱不惊之定力，故不熟读经书，如无源之水，不历练临床，则为无水之木，否则一己之得、一孔之见是没有生命力的。

针灸学是中医学体系中最具特色的学科之一。针灸是中医治疗疾病的重要手段，既是一门技术，更是一门艺术，具有广泛性、实用性和科学性、技巧性。老百姓生活中一旦患有风、痿、痹、痛等症，一般都会首先想到针灸治疗，可见针灸在百姓心目中的地位。针灸临床与其他所有的中医学科一样，追求的目标是获得最佳疗效。但是，怎样才能达到我们预期的目的呢？正如万丈高楼平地起，针灸的根基何在？什么是支撑它的基础？临床疗效是怎样体现出来的？这是我们应该认真思考和不停探索的地方，也是我想写此书的初心。

万文蓉

2022 年 10 月于厦门

目录

上篇 针灸临床基础

第一章　经络系统告诉我们什么

第二章　什么是腧穴及其特性

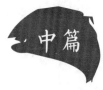 **中篇** 针灸临床技术

第三章　临床疗效最大化的因素

第四章　常见病的临床新疗法

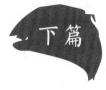 **下篇** 针灸临床思与辨

第五章　临证读书笔记

第六章　针灸处方临证运用

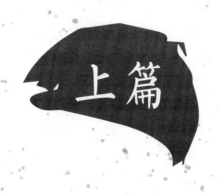

上篇

针灸临床基础

第一章

经络系统告诉我们什么

　　临床中，针灸初学者可能会有这样一个误解，就是针灸医师仿佛只要记住穴位就可以治病了，反正哪里痛针哪里，如腰痛时找最痛的点针刺，肩周炎针肩三针等等。有没有错？当然没错！这不就是以痛为输的阿是穴的作用吗！有没有效？有时确实有效，但有时却没有效。那么问题出在哪儿呢？这就值得我们深思！无数次的临床事实又告诉我们，如腹痛时，针刺足三里效果斐然，有如《四总穴歌》所说"肚腹三里留，腰背委中求，头项寻列缺，面口合谷收"，这就是经络的力量！所以淡化和模糊经络的作用成不了一个好的针灸临床家，何况临床还流传着这样一句话"宁失其穴，勿失其经"，显然强调的是经络的重要性和必要性，所以我们要问"经络系统到底告诉了我们什么"。

一、经络的不解之谜

　　经络系统一直以来都是中医的不解之谜。人体到底有没有经络？它们在哪里呢？经络曾经遭到美国、韩国等各国医界的质疑，导致国内外学者对中医科学性的否定。我们知道，中医的历史决定了中医是朴素的、客观的，更是人文的，岂是一个科学性能概括的？

　　自清末以来，面对多次消灭中医的冲击，中医表现出我自岿然不动的从容，仍然代代相传，充满了勃勃生机。

　　为什么？这就是临床的生命力！

　　20 世纪 70 年代，美国总统尼克松访华期间，提出要参观针刺麻醉手术。当时陪同的是周恩来总理。尼克松总统走后，周总理很快召集在京的有关专家，下达了利用现代科学手段研究经络学说的任务，并指出：要尽快将经络的实质搞清楚。为此，国家科委将"经络研究"列为国家重点科技研究项目，由中国科学院生物物理研究所祝总骧教授受命领衔成立了科研攻关小组，利用同位素、声、电、感应多种手段相结合的方法，经过近 20 年的研究，发现《黄帝内经》所描述的经络循行是客观存在的，而且大部分经脉的位置和走向与现代研究也是吻合的。彭荣琛认为，经络系统是一个成熟的体系，是客观存在的，是人体的生命现象，也是生命力的体现，因为只有在活人身上有，死后是没有的。犹如飞机和轮船行驶时，航线是必须的，也是客观存在的，但没有飞行或航行时，航线是没有的，所以肉眼看不见的东西不一定不存在，现代社会已经有很多客观事实可以证明这一点了。石学敏曾提出，经络是"神之所在、神之所主、神之所病、神之所治"，所以它与我们的生命同在，如《黄帝内经》所云"得神者昌，失神者亡"。

那么，古人是怎样观察到经络现象的呢？现在有一种猜测就是，在那个古老的年代，面对天地自然，古人通过日积月累的自我修炼内证，逐渐体悟到身体内真气运行而发现了经络。《黄帝内经》指出，经络具有"行血气""营阴阳""决死生""处百病""调虚实"的作用。实践告诉我们，经络在人体中占有何等重要的地位，它就像环行的圆道一样，使人身之气血循行呈现周流不息、周而复始的特点。

根据《说文解字》，"经络"两字从形态上来看，都与千丝万缕的"丝线""线条"等有关，说明它是线状的通路，如同交通中的道路一样，具有沟通、运输、通达的功能。临床中常常遇见这样的病人，问："哪里不舒服？"答："经络不通畅。"问："那么表现在哪里呢？"答："全身到处疼痛。"这就是老百姓的认知。

那么经和络有区别吗？当然有！"经"者"径"也，是指大的道路；"络"者"各"也，是分支，是小的道路。虽各司其职，但经脉与络脉交相辉映，形成人体上下左右内外相连、四通八达的一个网络，支撑着人体的整体架构，为中医的整体观念构筑了物质基础。生理上，经络体现了脏与腑的表里相关、脏腑与五官九窍的内外上下的相连。病理上，经络脏腑相互影响，如《黄帝内经》有"形寒寒饮则伤肺"，蕴含了导致肺脏受伤的两个原因，所谓"形寒"者寒伤于形也，肺主皮毛，寒邪通过皮毛侵入于肺；"寒饮"者饮食寒凉也，肺经"起于中焦，下络大肠，还循胃口，上膈属肺……"寒凉之邪入于胃，则循经入肺而伤于肺。还有我们常用的"刺络疗法"，在针灸临床中治疗很多疾病，尤其是热证，效如桴鼓，等等。这就是经络的桥梁作用，所以皮表－经络－内脏相关学说被称为经络科学理论基础之一。

经穴是经络在外的体现，以点带线，以线带面，实现全面贯通的功能，这也许就是我们老祖宗讲的"四两拨千金"的效应，不正与阿基米德的惊人之语"给我一根杠杆，我可以撬动地球"的豪气有异曲同工之妙吗？在临床诊断、治疗和预测疾病预后方面，经穴具有重要的价值。当人们在叹服那动一指而牵全局的骨牌效应的恢宏时，却往往忽略了永远看不见的真正的超乎寻常的人体经络系统的功能。

2005 年中国工程院院刊《中国工程科学》第 7 卷第 4 期，刊载了北京科技大学生物力学专家张人骧等撰写的《经络科学对生命调节现象的理论概括及数学表达》一文。该文在实验研究基础上，从生物学角度进行认识和探索，认为经络的物质结构是由细胞之间的含液并置膜结构连成纳米级的"低阻通路网络"，而经络在细胞层次的功能是通过"低阻贯通调节"实现的。人体经络通路现象是由于机械刺激体表，引起的人脑感知跨体节双向循行的神经生物学现象。

随着中医逐渐走向世界，我们发现在国外有两类人在研究中医，尤其是针灸学。第一类是研究和传播者，他们对东方文化非常感兴趣，希望通过中医这个窗口窥测中华传统文化的内涵和风貌；第二类是以中医作为谋生手段的行医者，其中针灸是最主要的方式，且针灸医师在所有行医者中占 70% 之多。所以我们看到一个很奇怪的现象：外国人对经络理论感觉扑朔迷离的同时，欣然接受针灸的治疗，而且在美国 50 个州中就有 42 个州在法律上认可针灸，并成为美国最受欢迎的一种自然疗法之一。

曾经有一位学中医的英国学生说，既然中医认为，天人合一、道法自然是很重要的观念，可作为小宇宙的人体，为什么只有"经"脉而无"纬"脉呢？这既是一个很有趣的问题，又是一个值得深思的问题！因为人类在长期与自然界共存的过程中，通过劳动改造后，从爬行到直立是个多么重要的过程，它象征着人由动物性向人性的转变，从此人上承天气、下接地气，融天地之精华于一身，成为万物之灵的高级动物，所以人以"经"为主，从上到下，贯穿始终。经脉是人身之主干道，而且恰与地球磁力线方向吻合，是否受地球磁力线的影响还有待于科学研究的最终证实。

古代养生家有一种重要的养生方法，即打通大、小周天以延年益寿。那么，大、小周天不正是经脉的主要组成部分吗？

二、大、小周天之妙

经络系统是由经脉与络脉组成的，经脉是人体大的通道，也是主干道，可以说是经络的重要组成部分。而十二经脉和奇经八脉构成完整的经脉系统，分别形成大、小周天，主持人体气血的循环。在十二经脉上有 8 个腧穴称八脉交会穴，通过它们，十二经脉与奇经八脉相沟通，所以十二经脉和奇经八脉之间是互为联系、互为补充的，协同发挥经脉的重要作用。

大周天针对十二经脉而言，其分布的对称性、规律性是严谨的，也是可以推演的。因此"从阴引阳""从阳引阴""阳病治阴""阴病治阳"的治疗原则和针灸中的"巨刺""缪刺"等方法在临床具有指导意义，并得到广泛运用。

古人有"不知易，不足以言大医"之说，可见易医有着天然的联系。古人造字之初表达思想内涵的方式既直接直观，又简单明了，看到什么，就"画"什么。记得有一年去山东省蓬莱开会，其间去参观一个寺庙时，在大门口导游就让我们猜猜，寺庙门前六块石头代表什么呢？这是个什么类型的寺庙？我笑着告诉她，这是个天后宫，因为门前的六块石头表示"☷"即坤卦，属阴。导游吃惊地看着我说："您怎么知道的？我带了这么多团，还没有一个人说对了。"我笑笑说："因为我是学中医的，这本来就是中国传统文化的东西。"难怪我们老祖宗说的"读万卷书，行万里路"是有道理的。

古人通过"仰观天文、俯察地理、中知人事"提出了天人相应的观念。《易经》曰："天行健，君子以自强不息。"人体也应像天体运行一样，周身气血昼夜流动奔腾不息，是生命康健的体现。

十二经脉正是气血运行的管道，如大地之水源，灌溉渗透，遍布周身上下内外，形成环流不息的大周天。首先，十二经脉的名字就告诉了我们其中的内涵，它们的命名包括阴阳、脏腑和手足三方面。我们知道阴阳之中阴主（在）内，阳主（在）外，脏腑之"脏"以藏精气而不泻属阴，"腑"以传化物而不藏属阳，所以阴经与脏相联行于内，阳经与腑相联行于外，而手足代表的却是经行的位置，仅行于上者为手经，行至于下者为足经，也正应验了《黄帝内经》所载"夫十二经脉者，内属于腑脏，外络于肢节"的理论。所以，我们很容易记住十二经脉的名字和它们的循行位置。

那么大周天是怎样循行的呢？"手三阴从胸走手，手三阳从手走头，足三阳从头走足，足三阴从足走胸腹"（图1），这就是十二经脉循行与交接。在这个秩序里涵盖了些什么呢？其实它揭示了以下5个规律：

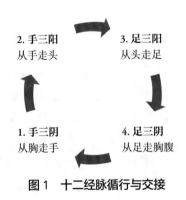

2. 手三阳
从手走头

3. 足三阳
从头走足

1. 手三阴
从胸走手

4. 足三阴
从足走胸腹

图1 十二经脉循行与交接

一是阴升阳降，阴经与阳经的走向体现了天人合一的思想。因对天地的敬畏，古人练功的姿势是手托着天、脚踏着地，所以阴经是向上、阳经是向下运行的，正好与天地之间的交流是一样的。因为天在上为阳，地在下为阴，而"天气下为雨、地气上为云"，故天之阳气向下，地之阴气向上。这样就告诉我们，人体作为小宇宙，与大宇宙是同步同向的。这就是最好的天人相应，为中医的整体观提供了物质基础。

二是手足末端是阴阳经交汇之处，正如《灵枢·动输》所说"络绝则径通，四末解则气从合"。有什么意义呢？临床上很有价值！其一，我们讲的"根结"理论中四根的部位在手足末端。如《针经指南》云："更穷四根三结，依标本而刺无不痊。"经脉以四肢末端的井穴为根，称"四根"；以头、胸、腹三部为结，称"三结"。临床取四肢末端的井穴可治头面、胸、腹的疾病，正是因为根结的关系。其二，根据全息理论，双手合十，四肢末端微循环与人体脑部循环相对应，所以针刺井穴可治疗因脑部病变所致的各种疾病，如临床采用的大接经全息疗法治疗中风偏瘫就是一种以十二井穴为主穴的针刺方法。其三，古人通过"经常捋"作为打通大周天重要的手段。"经"是指十二经脉，这是一种以肘膝关节为起止、顺时顺经梳理十二经脉，达到经脉通畅、气血调和的作用，使人自然感觉神清气爽的养生方法。

三是头面部是阳经交汇之处。在望诊中，面色明亮润泽乃健康标志，也体现了阳气的作用，这就是"头为诸阳之会""清阳出上窍"的最好诠释，所以古人养生中提倡"头常梳"以激发人体的阳气。正如《黄帝内经》云："阳气者，若天与日，失其所，则折寿而不彰。"可见阳气在人的生命中的重要性。如对于老年性痴呆，中医认为证属肾督阳虚。脑为髓海，肾主骨生髓；督通于脑，督脉为阳脉之海，故从温肾督之阳着手以治之。

四是胸腹部是阴经交汇之处。临床我们常见的胸痹、胃脘痛、腹痛等多与阳气不振或心、脾等阳虚有关，故从阳论治往往可以获效。

五是体现了阴阳互根的关系。如《灵枢·经脉》曰："肝足厥阴之脉，起于大指丛毛之际……连目系，上出额，与督脉会于巅……"也就是说，足厥阴肝经虽为阴经，但仍然能上至"诸阳之会"的头面部。这代表了什么意义呢？如"连目系"为"肝开窍于目"提供了依据；"达巅顶"，所以"诸风掉眩，皆属于肝"。这就是经络存在的价值。当然，我们很熟悉的《四总穴歌》中的"肚腹三里留"，告诉我们腹部的疾病均可取足三里治疗，因为足三里是足阳明胃经的腧穴，这是最常见的循经取穴方法。足阳明胃经循行分布于阴经汇集之胸腹部，为什么？这不正是人体阴中有阳、阳中有阴的表现吗？如张介宾《类经·运气类》曰："天本阳也，然阳中有阴；地本阴也，然阴中有阳，此阴阳互藏之道。"阴阳太极图形象地展现了这样的状态。

奇经八脉，顾名思义是具有奇特作用的 8 条经脉，即任、督、冲、带、阴阳跷和阴阳维。李时珍指出："阴阳相贯，如环无端，莫知其纪，终而复始。其流溢之气，入于奇经，转相灌溉，内温脏腑，外濡腠理。奇经凡八脉，不拘制于十二正经，无表里配合，故谓之奇。"它与十二经脉就像两组不同的高速公路，贯穿在人身中，既独立又互补。

小周天以任督二脉的循行为主，并与奇经八脉相关。任脉为阴脉之总，督脉为阳脉之督，也是人体阴阳升降交互的主要通道。其中关于督脉的循行方向，历代医家有不同看法，就是在《黄帝内经》中也有上行和下行的不同。督脉循行起于下是一源三歧的来源，也就是肾精化为原气之后，存于丹田部位，其中的卫气循督脉上行，如《奇经八脉考》就认为督脉起于胞中。而《灵枢·营气》认为督脉"循脊入骶"，说的就是督脉气机下行；在《素问·骨空论》中也说到，督脉有与足太阳膀胱经大体相同的循行路线。

从气血的阴升阳降角度来说，督脉之气应下行，任脉之气应上行，以达阴阳气机交互的目的；而卫气在任、督脉中则全为上行，最终汇于头部之气街、气海，这与大周天经脉内的营卫循行方式相同。由于经脉距离较短，而循行的规律与大周天一致，都与天时相应，各是五十营，所以称之为小周天。

"奇"字之妙还在于它作用的独特和奇妙，尤其是任督二脉上的腧穴，如人中穴正在任督之交会处，自古以来就是公认的急救穴，连一般的老百姓都知道在休克或昏厥的危急状况下，"掐人中"可救命。这是为什么呢？可能一般人就只知其一不知其二了。所谓"人中"乃在天地之中也，是任、督脉交接之处，阴阳气机转换之处。"掐人中"的关键是通过打通任督二脉小周天而达到沟通阴阳的目的。正如《灵枢·经脉》说："经脉者，所以能决死生，处百病，调虚实，不可不通。"

明代医家龚廷贤《万病回春》记载，灸关元治阴厥证以鼻尖出汗为度，屡用屡效。阴厥是由于长期感受寒邪侵扰，留而不去，寒邪深入体内，致使肾阳不足以温煦，气血凝滞，经络闭塞，甚至气滞血瘀而致。因关元属任脉，处丹田之位，乃阴中有阳也，灸之既可益元阳又可补原气，正切中阴厥之病机，如运用四逆汤、理中汤或当归四逆汤加吴茱萸生姜治之之理。

一般情况下，临床怪病顽疾多从奇经论治的思路由来已久。如近现代医家张锡纯在治疗妇科癥瘕积聚而导致的闭经时，就是从奇经八脉之冲脉入手，以理冲化瘀为法，创理冲汤运用于临床，每获佳效。明代医家龚廷贤认为"背心一点痛"是督脉阳气不足导致的，临床每以温督阳法治疗，屡试不爽。反观张仲景《金匮要略》论胸痹之"不得卧、心痛彻背"和"心痛彻背、背痛彻心"，分别用瓜蒌薤白半夏汤和乌头赤石脂丸主之，从通阳或温阳着手有异曲同工之妙。

颈椎病是临床常见病、多发病。随着低头族的增多，颈椎病患者呈年轻化趋势。针灸治疗颈椎病的常规思路以局部颈夹脊穴为主。当然，根据"肾主骨"，从肾论治，取肾经腧穴远近配合，亦可获效。但是针对久治不效的顽固性颈椎病，参《黄帝内经》"阳气者，精则养神，柔则养筋"之旨，临证取督脉之大椎、陶道、身柱，我们称之为"督三针"，往往取得明显疗效，这就是发挥"督脉为阳脉之海"的作用。

记得 2008 年一日本患者经介绍专程来厦求诊，以颈肩背腰僵硬如捆绑状，伴疼痛、活动受限，时感头晕，指麻 50 余年为主症。脊柱拍片显示颈、胸、腰椎多处退行性变。曾在日本进行中西医、针灸及推拿等治疗，均未效。其余无明显不适，舌质暗红，苔腻罩黄，脉沉。临床针对这样一个久病痼疾，常规治疗恐难奏效，所以就以奇经八脉为主，取督、任两脉腧穴为主，配合十二经穴，运用苍龟探穴、合谷刺、扬刺等古代针刺手法，经过 7天 1 个疗程、共 6 个疗程的针灸治疗，症状明显改善，活动自如。

可见大、小周天之妙淋漓尽致地体现在临床的实用性上！

三、十二经脉的流注及其临床意义

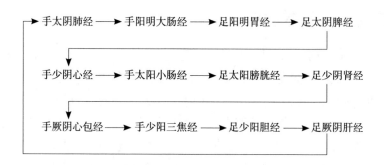

以上十二经脉流注秩序告诉我们什么呢？

第一，大周天中包含了 3 个小循环，每个小循环都是由两个表里经与中间同名的阳经相连接，阳经也是从阳明到太阳再到少阳的顺序递减。小循环之间的转折是两阴经交接，第一个转折从足太阴脾经流向手少阴心经，第二个转折从足少阴肾经流向手厥阴心包经，第三个转折从足厥阴肝经流向手太阴肺经。由此可见，不论是阳经还是阴经都明确显示了一个从量变到质变的过程。

第二，手太阴肺经和足厥阴肝经为首尾两经是具有深远意义的，体现了肝肺之间升降有序的关系。中医认为，左为阳、右为阴，"左右者，阴阳之道路也"，故左升右降，左肝右肺，肝肺是气机升降的外围，是人体气机升降不可或缺的组成部分。值得一提的是，十二经脉首尾两个重要的腧穴，即肺经之中府和肝经之期门，虽分属不同的经脉，但均为募穴，都与中焦脾胃相关。

中府乃肺经的第一个腧穴，所谓"中"指中焦之"中"，意在肺起于中焦。《素问·经脉别论》曰："脾气散精，上归于肺。"这正体现了脾与肺相生的关系，是临床培土生金理论的依据。而肺之气亦聚于此，十二经脉从中府始，以促肺朝百脉之功能；中府又是宗气灌注之穴，宗气聚则人生，宗气散则人亡，故中府贵收忌散，有肃降肺气之功，临床凡因肺之肃降失职而致的咳喘等症均可取之。

期门既是肝经的最后一个腧穴，又是十二经脉的最后一个腧穴。肝经上行至此，与肺经相连。所谓"期"者，《说文解字》云"会也"，有周期之意；"门"者，开也、通也，是人所出入之处，故期门乃气血运行周期的出入之门户。肝体阴而用阳，在外以将军之官行其职，又为人身之血海，以使妇女月信有期，正如仲景"刺期门"之治，故临床期门乃治血证之要穴。

四、三阴三阳及其临床意义

所谓三阴三阳是指太阴、少阴、厥阴三阴和阳明、太阳、少阳三阳。那么，三阴三阳是如何演变而来的呢？它们在临床上有什么意义呢？

《素问·阴阳应象大论》云："阴阳者，天地之道也，万物之纲纪，变化之父母，生杀之本始，神明之府也，治病必求于本。"又有"一阴一阳之谓道"，简洁明了地指出，只有抓住一阴和一阳才是道法自然的根本。

从一阴一阳发展为二阴二阳，是一个量的变化，并根据阴阳的多少，分为太阴、少阴和太阳、少阳，用"太"和"少"明确表明了量的概念，一目了然，而从二阴二阳发展为三阴三阳应该是个质的飞跃。

老子说："一生二，二生三，三生万物。"《四库全书总目提要》论术数时说："物生有象，象生有数，乘除推阐，务究造化之源者，是为数学。"宇宙在不断地变化中衍生着。"三"在中华传统文化中具有特殊的地位。自古以来，"三"在传统观念中既可实也可虚。如知"三"而成道，所以有天、人、地三道；知"三"而成卦，所以一卦由三爻组成。而孔子所说"三人行，必有我师"，或"一日不见，如隔三秋"，所言"三"即是虚，指多数。最近看了一个由国外科学家做的有趣实验，这个实验是这样的，在繁华的大街上，让实验者抬头望天，看看周围人的反应，当一个实验者这么做的时候，周围没有人关注他，当两个实验者抬头看天时，周围的人只是觉得这两个人很怪异，但是当三个实验者均抬头这么做的时候，周围出现了一种奇怪的现象，就是大家都随着他们抬头望天。这个实验在美国和韩国反复实验，无一例外。最后科学家们得出的一个结论是，三个人可影响环境，甚至三个人可改变历史。这是巧合吗？所以"三"体现的是复杂的、综合的、多层次的含义，三阴三阳即如此。

三阴之中，何谓"厥阴"？乃两阴交尽，谓阴之将绝。三阳之中，阳明为两阳合明，谓阳之倍增。于是就有了内侧的太阴、少阴、厥阴和外侧的阳明、太阳、少阳，这样一来按照阴阳量的多少，阴阳经的分布形成了丰富的立体状态。以四肢部为例，太阴和阳明在前，厥阴和少阳在中，少阴和太阳在后，在临床上就有了因经络定病位的指导意义。如我们曾经理所当然地以为五心烦热属阴虚发热的机理，也可以很明白地在经脉的分布及主病中找到答案。《灵枢·经脉》记载："肺手太阴之脉……是主肺所生病者……掌中热……心手少阴之脉……是主心所生病者……掌中热痛……心主手厥阴心包络之脉……是动则病手心热。"所以说经络系统是中医理论不可或缺的一部分，正如明代医学家张介宾所说："十二经脉之道……初学人必始于此，工之良者亦止于此而已。"《类证活人书》也提到："治伤寒先须识经络，不识经络，触途冥行。"看来古代圣贤无不重视经络理论。

曾记得十几年前，我还在当住院医师的时候，有一天门诊来了一位老太太，主诉腰酸痛不适，看过很多医师，吃了很多中西药，一直不见效，近期症状加重。仔细询问之下，告之伴大腿内后侧抽搐性绞痛，以致影响行走。我试探性地问她："您是不是有肾结石？"她的头马上摇得像拨浪鼓一样说："不可能！好多年了没有一个医师诊断过肾结石。"我说："我还是建议您做个肾脏B超，排除一下也好，行吗？""好吧。"她很不情愿地答道，怀疑的目光里充满了："这个年轻的医师行吗？"1小时过后，老太太满脸堆笑的走近我说："医师，你真厉害！说得好准呀，你看，你看。"她将检查报告单递给我，我拿过来看了看，上面明确诊断是肾结石。我让她坐下，告诉她："老太太，不是我厉害，是您的症状很明显了。"这个病例就是一个典型的经络定位的例子。所以临床不论是内科、外科、妇科、儿科等，如果我们多一点经络系统的概念，辨证思路就会更广一些，也会更准确一些。国医大师王琦创立"阳痿从肝论治"的思路，运用于临床确有良效；思路的来源不仅从病因病机上得到阐述，而且从经络循行之"肝经绕阴器"上印证了这一观点。

头痛是临床常见病、多发病。临床中医师都知道，头痛有外感头痛和内伤头痛之分，这是从导致头痛的病因来路而言的。但是作为针灸医师，一定还会在问诊中，详细问患者头痛的具体部位。中医认为"头为诸阳之会"。阳经在头面部的循行规律是阳明经行于前、少阳经行于两侧、太阳经行于后，所以头痛在前者为阳明头痛、在两侧者为少阳头痛、在后者为太阳头痛，这样细化的好处在于治疗的精准性。

五、经行有时的临床妙用

中国古代，人们的起居耕作、日常生活无时无刻不与天地时间相结合，"看天吃饭"是常说的一句话，这里的"天"指的就是天体运行的时间，由此中医天人合一的思想应运而生，在春秋战国时期的《黄帝内经》中已经有记载。如《灵枢·顺气一日分为四时》曰："朝则人气始生，病气衰，故旦慧；日中人气长，长则胜邪，故安；夕则人气始衰，邪气始生，故加；夜半人气入脏，邪气独居于身，故甚也。"这就告诉我们不同时间身体的状态不同。同时，《黄帝内经》"真气运行法"将时辰与经气流注相搭配，于是产生了五运六气学说，以此指导着人们的衣、食、住、行。东汉张仲景在《伤寒论》中提出的择时治疗原则、六经病七天节律等，都是将临床与时间紧密结合起来，如"太阳病欲解时，从巳至未上""阳明病欲解时，从申至戌上""少阴病欲解时，从子至寅上""厥阴病欲解时，从丑至卯上"等，为临床提供了把握治疗时机的依据。

有文献记载，当代著名中医学家岳美中曾运用小柴胡汤治愈一特殊患者，其主要表现是早、中、晚阵发性神志不清，余时如常人，曾经多医治疗无效。岳美中认为，早、中、晚乃人体阴阳交替之时，症状于此时发作源于体内阴阳交接不畅，故予调枢机之小柴胡汤而一矢中的。

我们知道，十二经脉循行的规律性、对称性如同宇宙天地的交流，在人体形成了我们称之为大周天的一个周而复始、如环无端的网络，无处不到，无所不及，沟通着上与下，表与里，五官、九窍与脏腑。这可以说是中医整体观念的物质基础。

《灵枢·营卫生会》云："人受气于谷，谷入于胃，以传与肺，五脏六腑，皆以受气，其清者为营，浊者为卫，营在脉中，卫在脉外，营周不休，五十而复大会。阴阳相贯，如环无端。卫气行于阴二十五度，行于阳二十五度，分为昼夜，故气至阳而起，至阴而止。"所以人体十二经脉的循行起始是有度的，与一昼夜十二时辰相对应，即在子、丑、寅、卯、辰、巳、午、未、申、酉、戌、亥十二时辰分别是胆经、肝经、肺经、大肠经、胃经、脾经、心经、小肠经、膀胱经、肾经、心包经、三焦经当令，正所谓"谨候其时，气可与期"。因此，子午流注针法就是时间针灸学的典型范例，将针灸选穴与经络按时循行完美结合，使针灸疗效发挥到极致。

《灵枢·顺气一日分为四时》之"病时间时甚者取之输"告诉我们，古人早在春秋战国时期已经观察到了时间性疾病的发生，所以制定了独取五输穴中的"输穴"这一原则。何谓"输穴"？《灵枢》言"所注为腧"，即经气灌注之处。为什么输穴可以治疗时间性疾病？因为输穴在阴经属"土""土爱稼穑"、在阳经属"木""木曰曲直"，可充分发挥"土"之中焦枢纽和"木"之内外通达的作用。

当然，临床中我们运用大接经全息疗法治疗中风偏瘫便是一个因时取穴的例子，根据从阴引阳和从阳引阴，分别选择申时的足太阳膀胱经和寅时的手太阴肺经之井穴为起点，循经针刺十二井穴，正是借天地阴阳扶正之力祛除体内之邪阴邪阳。

我们知道，一天之中卯时（上午5—7点）和辰时（上午7—9点）分别是手足阳明经行经最旺的时间，且阳明经为多气多血之经，故对于肌肉萎软无力类的疾病，如中风所致偏瘫，于卯、辰两时选择阳明经穴位治疗的效果是最佳的。寅时（凌晨3—5点）是血气流注于手太阴肺经最旺之时，而肺主皮毛，皮肤在这个时间可以得到气血充分的滋养，所以凌晨的睡眠对皮肤的保养是重要的。在生活中，我们经常发现皮肤憔悴的人多与睡眠不好有关等等，这就是经行有时在临床上的妙用。

如失眠，中医又称"不寐"。传统医学认为，不寐有多种含义，或是入睡困难，或是睡后易醒，或是多梦纷纭，抑或每种情况均有，但中医辨证是不一样的。就拿睡后易醒即寐欠酣来说，从易醒的时间，我们可以判断与经脉的关系，然后在辨证的基础上，选用相应的引经药往往可以达到事半功倍的效果。如常常固定在凌晨 1—3 点易醒而睡不安者，多与肝胆经旺有关，临证时我喜加琥珀粉 3g，一天分 2 次冲服；凌晨 3—5 点易醒而睡不安者，多与肺经旺有关，肺热者加黄芩清肺，肺阴虚者加百合滋养肺阴。

曾有一中年女患者，以下午 4—5 点咳嗽明显加重为主症，反复折腾年余，中西医治疗乏效，每次发作不得不喷止咳平喘的西药才稍可缓解。经人介绍前来求治。根据其发病时间特点及脏腑九宫分布显示，申时乃肺金当令，而从经脉气血流注来看，太阳经气血旺于申时，故运用太阳腑证之主方五苓散温阳化气以宣肺、利湿行水以降肺，恢复肺之正常功能。1 周后症状消失，诸症均改善。可见经络时辰观对临床的诊治是有指导意义的。

六、《灵枢》十二经脉及其临床运用

《灵枢》是《黄帝内经》的重要组成部分，又称《针经》，可见是一部重要的针灸学著作；其第十篇名曰"经脉"，一看题目就知道阐述的是人体经脉的有关内容，也是我们学习针灸学很重要的一篇文章。

《灵枢·经脉》涵盖的内容很多，但一个重要的内容是确立了经脉的地位，如言"经脉者，所以能决死生，处百病，调虚实，不可不通"，由此可见将经脉的地位提到了一个不可或缺的高度，这也是《黄帝内经》为什么是针灸学理论体系形成之标志的道理。

（一）十二经脉之共性所在

从临床来看，我们重点要探讨的是十二经脉的主病及应用。《灵枢·经脉》从肺手太阴之脉至肝足厥阴之脉共 12 段，每段都描述了经脉的循行、主病和治则，但是它们的共同点及不同点在哪里呢？它们有 3 个共性：一是每条经脉循行之后都有"是动病""所生病"；二是每条经脉后都有治则，即"为此诸病，盛则泻之，虚则补之，热则疾之，寒则留之，陷下则灸之，不盛不虚，以经取之"；三是治则之后都有"人迎脉""寸口脉"的问题。

首先了解一下，什么叫做"是动病""所生病"。历代医家对此看法不一，大概有这样几种说法：第一，《难经》认为，是动在气、所生在血，也就是说"是动病"表现为气的疾病，"所生病"表现为血的疾病；第二，张介宾认为，"是动病"主经络疾病，"所生病"是脏腑疾病；第三，徐大椿在《难经经释》中提到"是动病"是本经病，"所生病"是他经病。另外，上海中医药大学李鼎通过不断研究归纳，认为"是动病"指经脉变动异常所生疾病，"所生病"与脏腑功能失调有关。等等，每个说法都不一致，各有千秋，但是临床可以互相参照。

至于所提到的治则，具有概括性和普适性，不仅指导着针灸的治疗，在中医用药方面同样具有指导意义。如"陷下则灸之"，临床多取百会以升气、补气；中医知名学者何绍奇先生也正是根据这一原则，运用补中益气丸、升陷汤等温补之方治疗某些口腔溃疡，疗效卓著。另外，针对寒、热、虚、实之证，分别采取不同的治则和治法，而"不盛不虚，以经取之"中的"经"代表的是循经取穴并以平补平泻法治之，这就是古人提供给我们的治疗疾病的思路。

当然，在治则指导之外，针灸临床在选方取穴、手法等方面也体现了针对不同证型之不同方法，与治疗原则协同达到治疗疾病的目的，可谓殊途同归。比如虚证宜补之、实证宜泻之，针刺手法可采取从卫取气以补之、从营置气以泻之。除了手法，针对寒证、热证还可从不同腧穴的特性着手治疗，如寒证，有虚实之不同，可取五输穴之火穴以补火温阳散寒治虚寒证，取水穴以祛寒治实寒证。临床腧穴的配伍也很关键，须根据辨证，灵活应用。

下面谈一谈"人迎脉""寸口脉"的问题。寸口脉与人迎脉均属三部九候脉。寸口脉显然是在肺经上，也就是我们现行的诊脉部位。什么是人迎脉？《黄帝内经》指出："颈侧之动脉人迎。人迎，足阳明也。"所以寸口脉属阴脉，人迎脉属阳脉。在十二经脉中，一是阴经以"寸口脉"为主，阳经以"人迎脉"为主；二是根据经脉阴阳之气的多少，"人迎脉"与"寸口脉"之间分别有三倍、二倍、一倍之不同。十二经脉大周天里包含3个小的循环，第一个从手太阴肺经到足太阴脾经，是阴阳之气最盛的经脉，正常情况下，阴经的寸口脉大于人迎脉三倍，阳经的人迎脉大于寸口脉三倍，但经脉虚弱时，阴经的寸口脉反小于人迎脉，阳经的人迎脉反小于寸口脉；第二个从手少阴心经到足少阴肾经，阴阳之气位列第二，正常情况下，阴经的寸口脉大于人迎脉两倍，阳经的人迎脉大于寸口脉两倍，但经脉虚弱时，阴经的寸口脉反小于人迎脉，阳经的人迎脉反小于寸口脉；第三个是从手厥阴心包经到足厥阴肝经，是阴阳之气最少的经脉，正常情况下，阴经的寸口脉大于人迎脉一倍，阳经的人迎脉大于寸口脉一倍，但经脉虚弱时，阴经的寸口脉反小于人迎脉，阳经的人迎脉反小于寸口脉。这就告诉我们，人体十二经脉经气的多少虽然是有定数的，但也随着经脉虚实的变化而变化着，从理论上说对我们的诊断起到很重要的作用，但临床应用还有待于探讨和摸索。

上述内容就是《灵枢·经脉》概括的十二经脉的3个共性，那么它们的区别是什么呢?

(二)十二经脉主病之区别

《灵枢·经脉》所载十二经脉主病,有着很明显的差异。首先,阴阳经主病不同,如阴经主脏所生病,阳经主气血津液筋骨所生病而不是主腑所生病。为什么呢?

溯本求源,《灵枢·邪气脏腑病形》曰:"中阳则溜于经,中阴则溜于腑。"什么意思?"中"乃侵犯之意,即阳经受邪的表现以经脉之病为主。那么,什么叫经病?《灵枢·本脏》云:"经脉者,所以行血气而营阴阳,濡筋骨,利关节者也。"同样的含义在《难经》里表述为:"经脉者,行血气,通阴阳,以荣于身者也。"由此可以看出,经脉之病主要体现在气、血、津、液、筋、骨方面。

阴经受邪的表现以脏腑病为主。因五脏六腑以五脏为中心,五脏"藏精气而不泻",精气乃人身之宝,以滋养脏腑。外邪侵犯阴经,则精气受损,故表现以脏腑功能失调为主。如《灵枢·经脉》所载"肺所生病"为"是动则病肺胀满膨膨而喘咳",非常形象地描述了临床以咳、痰、喘为主症的肺系疾病,如慢性支气管炎、慢性阻塞性肺疾病等。临床实践表明,它们反复发作的诱因多为外感风寒之邪侵袭,也正是"形寒寒饮则伤肺"的写照。又,腰痛大多从肾论治,这是因为"腰为肾之府",但是对于腰痛伴有活动受限、常规治疗乏效者,临证常取肝经原穴太冲,从肝论治往往收效迅捷,这正是基于"肝足厥阴之脉……是动则病腰痛不可以俯仰"。何故?中医认为,肝主筋。如《素问·痿论》云:"肝主身之筋膜。"说明肝主全身筋膜,与身体及肢体运动有关。《素问·经脉别论》曰:"食气入胃,散精于肝,淫气于筋。"可见肝之精气充盛,筋膜得其所养,则筋力强健,运动灵活,否则筋膜失养,则筋力不健,运动不利。故《素问·上古天真论》曰:"七八,肝气衰,筋不能动。"因此,腰部的活动与肝密切相关。

记得曾有一男子,年近五旬,因工作紧张,稍做运动后导致腰痛明显,伴俯仰转侧不得多日。经中医针灸等内外兼治10天,未见缓解,经介绍前来。察其面色泛青,语速较快,性情急躁;诊其舌暗红、边尤甚,苔薄,脉弦细。辨为肝郁血瘀之证,选柴胡疏肝散化裁。1周后症状明显减轻,患者赞叹不已,坚持连服2周而愈。可见不论是中药还是针灸治疗,都离不开中医理论的指导,理法方药(穴)应一脉相承。

而六腑以"传化物而不藏"为特点,与水谷所化生之气血津液等相关,故手阳明大肠经主津液所生病、足阳明胃经主血所生病、手太阳小肠经主液所生病、足太阳膀胱经主筋所生病、手少阳三焦经主气所生病、足少阳胆经主骨所生病，揭示了阳经是以外经病为主。所谓"外经"是指经脉的有穴通路，也就是说阳经经脉腧穴相对来说较多，有穴通路较长。

如《灵枢·经脉》记载，足太阳膀胱经"是主筋所生病者"，故"是动则病冲头痛，目似脱，项如拔，脊痛腰似折，髀不可以曲，腘如结，踹如裂，是为踝厥"。为什么？一是与经脉本身的循行有关。如张介宾云："周身筋脉，惟足太阳为多为巨，其下者结于踵，结于踹，结于腘，结于臀；其上者挟腰脊，络肩项；上头为目上网，下结于颃。故凡为挛，为弛，为反张、戴眼之类，皆足太阳之水亏，而主筋所生病者。"二是因太阳为寒水之脏，能养肝木，而肝主筋。三是太阳为开，太阳阳气分布广。"阳气者，精则养神，柔则养筋。"所以足太阳经脉受伤所致的病都与"筋"密切相关，如临床常见以"颈项僵硬、拘紧不适"为主症的颈椎病，临证以手太阳郄穴养老与足太阳输穴束骨上下配合针刺，每多得效。正如张仲景针对"项背强几几"，在《伤寒论》"太阳病篇"有专门的描述，如第14条"太阳病，项背强几几，反汗出恶风者，桂枝加葛根汤主之"，第31条"太阳病，项背强几几，无汗恶风，葛根汤主之"。可见张仲景以桂枝汤为基本方，正是从宣发太阳经气着手治之，与《灵枢》之理论不谋而合。

因此，临床建立脏病以保养精气为本、腑病以固护气血津液为要的观念很关键。

（三）阴经主病及其临床

所谓阴经主脏，主要是指主五脏本脏之病，由于脏腑相合，也涵盖了相应的腑病。

如"肺手太阴之脉……是主肺所生病者，咳，上气喘渴，烦心胸满……"胸乃清虚之地，含冲和之气，太阴主开，开则阳气能入，故为清阳所在。肺主气、司宣肃，"宣"乃向上向外，"肃"是向下向内。胸中之气因肺之宣和肃，而形成本脏之循环。若肺之功能失调，影响气机升降不利，宣发不透则喘，肃降不行则咳而上气。临床调整肺之功能，无外乎使宣肃之气升降平衡，所以外感病治以宣散之辛味药，重在能使其宣发；对于肃降功能不能者，以沉降之苦味药可助其肃降。如临床常见的咳嗽，初病用宣肺煎以宣发邪气，久病用苓甘五味姜辛汤体现收降之功。另"气盛有余，则肩背痛风寒，汗出中风……气虚则肩背痛寒"告诉我们，无论肺气之虚实，都会反应在"肩背部"，正应验了古人说的"寒从背生"的道理，故有"形寒寒饮则伤肺"之说，揭示了"寒"是导致肺受伤最主要的病邪。

"脾足太阴之脉……是主脾所生病者，舌本痛，体不能动摇，食不下，烦心……"可见"舌本痛"首当其冲，何况其"是动则病舌本强"。很多人可能会问，心开窍于舌，舌疾不是为心所主吗？为什么由脾所主？这就与脾经循行有关，如脾经"上膈，挟咽，连舌本，散舌下"，所以脾经与舌是相连的。而"心开窍于舌"之意：一是指言为心声；二是因心主血脉，血能养舌，故舌的转动功能由心所主。但脾与舌的关系是从舌体本身的角度而言的，"舌本痛"也好，"舌本强"也罢，都是阴证的表现。太阴主开，阳气入则温养体内，"阳气者，精则养神，柔则养筋"，一旦阳气充足，则阴散筋柔，疼痛、僵硬自然改善。

如在门诊治疗的一女性患者，30岁，西医诊断为重症肌无力已5年，长年服用激素，每日5片，闭经已2年。以舌头僵硬、转动失灵，伴说话不利、吞咽不利为主症。平素易感冒，感冒后主症加重，纳可，大便溏，寐欠佳，舌边齿痕明显、色红，苔薄腻，脉弱。综合脉证，属脾胃气虚证，故以补中益气汤为主方化裁，连续服用1个月后，症状逐渐减轻。药后患者诉，令其高兴的是，服药过程中，曾感冒严重，但主症并未加重，这是以前从未有过的经历。但近期因工作压力，自觉情绪急躁，易心烦，脉弦细，余情同上。故在健脾的基础上，合疏肝之法以肝脾双调。这一案例告诉我们，舌的症状，既要联系到心，也要考虑到脾的问题，这样临床才可拓展思路。

"心手少阴之脉……是动则病……臑臂内后廉痛厥，掌中热痛""心主手厥阴心包络之脉……是动则病手心热"。记得国医大师熊继柏曾讲过这样一个病案：一位60岁老太太手掌心胀痛，伴灼热感反复发作数月，但奇怪的是每次小便后可缓解。各种检查未见异常，且其手掌心外形正常，西医诊断为神经症，服用谷维素等神经调节剂未愈。熊继柏根据手少阴心经和手厥阴心包经之循行考虑，辨为水气凌心证，用五苓散加丹参治疗1周后，症状明显改善。可能在我们的印象中，心悸、心慌是水气凌心证的主要症状，但熊继柏认为，此处水气凌心之"心"不是指心脏，而是指心脉，这是基于"小便后可缓解"得出的结论。根据"膀胱者……津液藏焉，气化则能出矣"，膀胱之气化得力于肾之气化功能，肾与膀胱相表里，心肾相交，故用五苓散助膀胱气化、用丹参入心经而得效。从此案可看出经络思维在临床中的指导价值，这也是针灸学的优势。

足少阴肾经主"骨厥"之病。何为"厥"？厥者，尽也、极也，极端之义，如两阴交尽谓之厥阴。《伤寒论》337条："凡厥者，阴阳气不相顺接，便为厥。厥者，手足逆冷者是也。"所以骨厥就是从骨头里渗出的寒冷之症，因肾主骨，肾精不藏，气不内导，故从内向外导致厥寒厥冷，正如《伤寒论》少阴证，以四逆汤治之。

"肝足厥阴之脉……是肝所生病者，胸满呕逆飧泄，狐疝遗溺闭癃"，与中医肝主疏泄之功能及肝经"循股阴入毛中，过阴器"密切相关，但足厥阴肝经"是动则病腰痛不可以俯仰"颠覆我们的观念。中医认为，腰为肾之府，临床腰痛多从肾论治。为什么腰痛责之于肝？因肝经"与督脉会于巅"，督脉为阳脉之海、贯脊背，阳不足则筋不柔而疼痛，故临床论治腰痛不效时，不妨从肝考虑。这就是理论对临床治疗的指导，所以理论是基石、很重要。

纵观五脏主病，发现"咽干"不仅出现在手少阴心经、足少阴肾经，还出现在足厥阴肝经的主病中，可见与上述三经的循行有关，如"心手少阴之脉……其支者，从心系上挟咽""肾足少阴之脉……其直者，从肾上贯肝膈，入肺中，循喉咙，挟舌本""肝足厥阴之脉……循喉咙之后，上入颃颡"。如急慢性咽炎之咽干，根据咽为胃之道，临床多从胃论治，予以清胃热、降胃火有效，但对于顽固性、久病之咽干，国医大师干祖望以辨证为本，治从心、肝、肾，如心火上亢引起的咽干用导赤散，因肾阴虚所致者取六味地黄丸加减，若肝火上亢而致者选柴胡剂治之，均取得明显疗效。

因此，五脏因其"藏精气而不泻"的功能特点与阴经相配合，可见经脉与脏腑是紧密相连的一体，这样经脉脏腑及其主病既与经脉循行有关，又与脏腑功能相关，与临床密切联系，并指导着临床的诊治思路。

（四）阳经主病及其临床

阳经主经病，即表现在气、血、津、液、筋、骨等方面。十二经脉之命名由阴阳、手足和脏腑组成，每一个都有其含义，正所谓"有其名，必有其义"。这就是古人给我们的信息，手、足之义自然不在话下，六腑因其"传化物而不藏"的功能特点与阳经相连。那么，手、足阳经的循行、主病及其临床意义何在？

第一，手三阳经脉。手三阳经又分别称为齿脉、肩脉、耳脉，这是马王堆出土的帛书《足臂十一脉灸经》中对手三阳经的称谓，即手阳明大肠经为齿脉、手少阳三焦经为耳脉、手太阳小肠经为肩脉。何故？因与经脉的循行有关，而且注重的是手三阳经在头面部及肩部的联系部分。

从《灵枢·经脉》原文可看出，大肠手阳明之脉"入下齿中"，则病"齿痛"；三焦手少阳之脉"系耳后直上，出耳上角，以屈下颊至䪼；其支者，从耳后入耳中，出走耳前"，则病"耳聋浑浑焞焞"；小肠手太阳之脉"上循臑外后廉，出肩解，绕肩胛，交肩上"，则病"肩似拔"。由此可知，手阳明大肠经可治齿病，手少阳三焦经可治耳病，手太阳小肠经可治肩病。也就是说，临床凡见齿病尤其是下齿之疾，首选手阳明经穴；耳病包括耳鸣、耳聋等，当选手少阳经穴；肩病包括肩周炎等，当选手太阳经穴。或许古人为突出手三阳经的治疗作用，分别称之为齿脉、耳脉、肩脉，因此这样的称谓至少让我们很容易意识到经脉在临床诊治疾病中的指导价值。

临床见牙痛，我们最常选用的是手阳明经的合谷，这就体现了齿脉的价值。而手少阳经虽称耳脉，可实际上耳部的经络分布涉及面很广。如《灵枢·口问》曰："耳者，宗脉之所聚也。"所谓"宗脉"实指众脉，即脏腑之精气通过众脉上充于耳，而使耳聪能听。据《灵枢·经脉》记载，手、足三阳经均分布到耳，如手阳明络脉"入耳，合于宗脉"、足阳明经"循颊车，上耳前"、手太阳经"入耳中"、足太阳经"从巅至耳上角"、手足少阳经均"从耳后入耳中，出走耳前"；六阴经通过经别在头面部合于阳经，故与耳也有联系。又《素问·缪刺论》云："手足少阴、太阴、足阳明之络，此五络皆会于耳中。"由此可见，经络与耳亦十分密切，因此针刺耳穴或耳穴埋针治疗全身脏腑经络的病变也就不足为奇了。

但从耳部腧穴（图2）的分布来看，耳周共有8个穴位，即耳门、耳和髎、角孙、颅息、瘛脉、翳风、听宫、听会，除听宫属手太阳经、听会属足少阳经外，其余6个腧穴都属于手少阳经，何况临床治疗耳聋、耳鸣多取近部腧穴，这就是"腧穴所在，主治所在"，所以手少阳经不愧为耳脉。

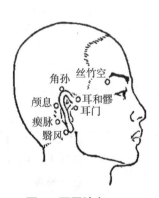

图2　耳周腧穴

手太阳小肠经"是动则病嗌痛颌肿，不可以顾，肩似拔，臑似折"，告诉我们肩部疾病与之相关，因手太阳小肠经在肩背部曲折绕行，一旦气机不足，或受寒邪阻滞经络，则会引起肩背痛。如肩周炎是常见病、多发病，又称五十肩。为什么？《黄帝内经》首篇《素问·上古天真论》准确地阐述了男女不同年龄阶段的生理病理变化，如男子"六八阳气衰竭于上"、女子"六七三阳脉衰于上"，从中可知，无论男女，五十之前，阳气就开始衰竭了，重要的是以上部为主，所以人到五十，阳气不足则筋脉失养（"阳气者，精则养神，柔则养筋"）。背为阳，手太阳经在背上部往返曲折，气血运行则多坎坷，故在阳气虚弱之下，易胶结不畅。临床采用苍龟探穴法针刺七星台穴，可取得满意疗效。那么，什么是七星台穴？七星台穴是手太阳经在肩背部的7个腧穴，由肩贞、臑俞、天宗、秉风、曲垣、肩外俞、肩中俞组成（图3，它们的分布如天上北斗七星的排列）。针刺的秩序是顺着经脉走向，这就是通过针刺七星台穴疏通肩脉而使气血调畅，通则不痛。

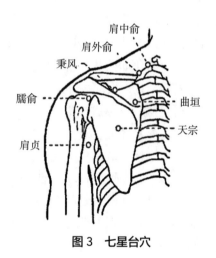

图3　七星台穴

总之，齿脉、耳脉、肩脉之称是古人根据经脉走向及其主病确立的，对临床取经选穴具有指向性。

然而手三阳经又分别主"津液""液""气"所生病，意义何在呢？

手阳明大肠经"主津液所生病"。张介宾云："大肠与肺为表里，肺主气，而津液由于气化，故凡大肠之或泄或秘，皆津液所生之病，而主在大肠也。"故与大肠传导水谷、变化精微之功能亦有关。

津液是人体的物质基础。何谓津、液？《灵枢·五癃津液别》曰："三焦出气，以温肌肉，充皮肤，为其津；其流而不行者，为液。"可见津液是经三焦之气变化而来，由三焦出气而化生。若津液亏虚则火热盛，故"目黄口干、衄衊、喉痹"为津液枯竭所致。

阳明乃多气多血之经，故"气有余则当脉所过者热肿"。记得在门诊治疗一胖女孩，23岁，以左手臂热肿、伴瘙痒为主症，取其患侧手阳明之合穴曲池和原穴合谷以泻之，配其健侧手太阴合穴尺泽以补之，左右相配滋阴泄热，针刺5次后热、肿、痒均消失。

手太阳小肠经"主液所生病"。从"液"的形态来说，《灵枢·五癃津液别》云："津液各走其道，故三焦出气，以温肌肉，充皮肤，为其津；其流而不行者，为液。"可见"液"是黏稠的。从"液"之功能而言，《灵枢·决气》云："何谓液？岐伯曰：谷入气满，淖泽注于骨，骨属屈伸，泄泽，补益脑髓，皮肤润泽，是谓液。"其可深入骨髓，灌注、濡养骨骼、骨空，还可润泽皮肤。然而又进一步描述了液脱证的表现，如"液脱者，骨属屈伸不利，色夭，脑髓消，胫酸，耳数鸣"。

那么为什么小肠经是主液所生病呢？中医认为，小肠乃受盛之官，分清泌浊，故可化水谷之精微，使清与浊泾渭分明，若清浊不分，则水液混浊，留而不去，则聚而成湿，湿而浓化如液状，所以主液所生病。一旦小肠功能失司，则水谷清浊不分，流行不止，失却濡养之力，导致"耳聋目黄颊肿"。

手少阳三焦经"主气所生病"。《灵枢·决气》云："何谓气？岐伯曰：上焦开发，宣五谷味，熏肤，充身泽毛，若雾露之溉，是谓气。"何故？一是三焦为水道之官，乃原气之别使，故三焦气化功能正常，则水液代谢功能正常。《灵枢》又有三焦出气，主气所生病，气的功能失调，气虚或气闭，可见汗出、咽肿、喉痹等。二是升降出入是气机运动的形式。原气源于下焦、出于上焦。三焦经失调后，除其循行路径中的症状表现外，耳聋、浑浑焞焞、咽肿、喉痹等都与气有关。临床上，气郁化火、气虚、气闭均从三焦的角度治疗。我们常用的支沟就可调整三焦的气化功能，气化功能正常，水道才能正常。

综上，阳明为齿脉、太阳为肩脉、少阳为耳脉之称谓，足以为临床提供一定的治疗思路。

第二，足三阳经脉。足三阳经从头走足，可谓纵贯上下，体现了阳气的走向。那么，足三阳经最长、腧穴最多，其循行、主病及临床价值何在呢？

足阳明胃经"主血所生病"，理由有三：一是从血的来源看，足阳明经属胃络脾，脾胃互为表里、为气血生化之源。如《灵枢·决气》曰："中焦受气取汁，变化而赤，是谓血。"又《灵枢·经脉》云："谷入于胃，脉道以通，血气乃行。"说明胃与血的生成有直接的关系。二是从循行来看，足阳明胃经从头走足，从上到下，所过大迎、人迎、气冲、冲阳等穴处分别是面部、颈部、股部、足背部的动脉所在，也就是三部九候之处，故称多血多气之经。三是从病症看，以"弃衣而走，登高而歌，恶人与火"为主要表现。《素问·阳明脉解》言："阳盛则四支实，实则能登高也……热盛于身，故弃衣欲走也。"根据《温病条辨》阐述的卫气营血之特征，其属热入血分之阳证。临床治疗女性经前头痛时，常取足阳明经之头维穴针刺或放血，考虑经前冲脉盛，足阳明胃经与冲脉并经而行至头部，头维是足阳明胃经最高的一个腧穴，故经前头痛选头维具有明显的效果。

足太阳膀胱经"主筋所生病"。为什么？一是从经脉循行看，与足太阳经的循行有关。在三阳经中太阳经是阳气分布最广的经脉，循行纵贯上下，结于肘、结于踹、结于腘、结于臀、结于腰、联络肩项头，与身体每一段关节有关，而关节乃筋脉结聚之处。二是太阳为寒水之脏，养肝木，肝主筋。三是与开阖枢有关。太阳主开，阳气由内而出，濡养皮肉筋脉，则筋脉关节柔软而伸缩自如，所谓"阳气者，精则养神，柔则养筋"。所以其病表现在"冲头痛，目似脱，项如拔，脊痛腰似折，髀不可以曲，腘如结，踹如裂，是为踝厥"。由此可见，从头到脚无不涉及，均与关节之筋有关。

足少阳胆经"主骨所生病"。记得国医大师朱良春在治疗癌症转移到骨引起的骨痛时，喜在辨证方中加大剂量胆南星，确有缓解疼痛的作用。明末贾所学《药品化义》记载胆南星"入肝、胆"，看来胆与骨病有着必然的联系。

一是《灵枢·本输》曰："少阳属肾。"什么意思？"属"有归属之意。少阳主枢，虽对人体之水与气有调整作用，但是根据中医理论，肾乃先天之本、主水，又为原气之根。"少阳属肾"告诉我们，少阳主枢的功能是先天肾之功能的一部分，故肾主骨，少阳亦主骨。二是与足少阳胆经循行有关。杨上善说："足少阳脉主骨，络于诸节，故病诸节痛也。"由此可见，骨节疼痛与足少阳胆经联系骨节密切相关，并且胆经循行于人身之侧，与头、身体、缺盆、腋下、胸胁、髀、膝外、胫、绝骨、踝都有关系。三是与胆腑之本性有关。张介宾注言："骨为干，其质刚。"那么胆的本性是什么？中医认为，胆为中正之官，其气亦刚。如人受到惊吓，胆失其刚，则连及骨骼。正如张介宾说："凡惊伤胆者，骨必软，即其明证。"四是少阳为肝之表，肝胆互为表里，肝候筋，筋附于骨，因筋脉结聚于骨骼关节之间，但需靠少阳之气荣养。这就是说，凡骨之疾不仅要从肾主骨考虑，而且与胆经和胆腑之功能有关，如临床治疗颈椎腰腿痛，常选足少阳胆经腧穴正是这个道理。

综上，阴阳经主病既有理论依据，又有临床基础，并指导着临床的诊治。

七、肺经"起于中焦"的临床价值

中医基础"阴阳五行"篇章中提到的"培土生金法"，对于初入中医之门的学生来说确实很难理解。但是当他们学到《针灸学》经络各论"手太阴肺经循行"时，就会发现手太阴肺经"起于中焦"，这就是"培土生金法"的最好依据。但是，为什么"起于中焦"呢？这就与气血的来源密切相关。经脉的主要生理功能是"行血气"，中焦脾胃是气血生化之源。正如《灵枢·动输》曰："胃为五脏六腑之海，其清气上注于肺，肺气从太阴而行之，其行也，以息往来，故人一呼脉再动，一吸脉亦再动，呼吸不已，故动而不止。"由此"肺朝百脉"而成为十二经脉之首。

肺经"起于中焦"告诉我们，肺与脾是有经脉相连的，所以可以很容易理解《黄帝内经》所说的"形寒寒饮则伤肺"。从观察来看，"寒饮伤肺"是契合临床实际的，如哮喘患儿除了秋冬季及感冒时容易发作之外，夏天亦发作，多因贪凉饮冷诱发。

"培土生金法"属于五行中的补母生子法，是通过补益脾土而达到调养肺金目的的治法，广泛运用于临床，如用于治疗呼吸道反复感染、频繁感冒及其他呼吸系统疾病反复发作等等。临证常在三伏天配合足太阴脾经、足阳明胃经腧穴或五输穴之"土"穴针灸，可明显提高体质，既可减轻疾病的症状，又可预防疾病的发作。

补中益气汤治疗鼻、咽喉等部位疾患就体现了"培土生金法"的临床思路。补中益气汤源于李杲的《脾胃论》，由黄芪、人参、甘草、白术、陈皮、当归、升麻、柴胡、生姜、大枣组成，具有补脾益肺、升清降浊之效。

验案举例：彭某，男，32岁，1998年11月25日初诊。近10年来，鼻塞呈交替性发作明显，即右侧卧左鼻腔塞，左侧卧右鼻腔塞，尤见于夜间。伴嗅觉迟钝，两耳阻塞感阵作，咽干，大便长期稀溏、日行2～3次，易神疲乏力，自觉畏寒恶风，入冬为甚，平素易感冒。舌胖有齿痕、色淡红，苔薄白腻，脉细。查：两鼻腔下甲瘦削，黏膜偏干，咽后壁暗红。证属清阳失举，空窍不利。治宜补中益气，升清通窍。处方：补中益气汤加减。药用：

黄芪 15g，党参、炒白术、当归、陈皮、淫羊藿各 10g，升麻、柴胡、仙茅、荜茇、甘草各 6g。7 剂，1 日 1 剂，分 2 次温服。

二诊：药后鼻塞、嗅觉迟钝均有改善，大便稍成形、质偏软，舌脉同上。守方续服 20 剂后，自觉神清气爽，诸症悉除。

按：鼻乃肺之窍，为肺所主；鼻又居中位，属土，为脾所辖。所以鼻之疾与肺脾的功能失调相关。肺与脾之间关系密切，从五行来看，脾为土，肺为金，属母子关系，相互滋生；从经脉循行看，手太阴肺经起于中焦，肺脾经脉相互连接。故生理上，中医有"肺为主气之枢，脾为生气之源"及"脾为生痰之源，肺为贮痰之器"之说。在病理上两者相互影响，尤其是脾胃的功能具有决定性作用。脾胃为后天之本、气血生化之源，一旦脾胃虚弱，气血化生无源，则肺气不足，肺失宣肃，可导致鼻之功能失常，临床表现多虚实夹杂，治疗须标本兼顾，且以治本为主，故临床运用补中益气汤治疗鼻疾，往往事半功倍。

本案鼻塞之作，多为鼻甲留瘀，阻塞气道而致。然而本案两甲瘦削，应无阻塞之理。因地处海滨，患者终年湿邪熏蒸，脾阳受其侮而致困顿怠乏，难以振作，湿邪氤氲成浊，则清气不升，浊邪不降而上犯头面。鼻虽为肺窍，但居脾位，故首当其冲。《素问·阴阳应象大论》有云"清阳出上窍，浊阴出下窍"，说明清窍有赖清阳的灌溉。所以取补中益气汤为主方，目的是振脾气，升清阳，以恢复鼻窍清空之用。根据久病必虚、久必及肾的理论，加仙茅、淫羊藿等以温肾阳，待下元阳气充足，则脾阳得温，清阳得升。

八、阳经行于阴之意义

《灵枢·经脉》曰："胃足阳明之脉……其支者，起于胃口，下循腹里，下至气街中而合……"这是对足阳明胃经的描述，可见足阳明胃经循行于胸腹部的走向，似乎有悖于《素问·金匮真言论》所云"言人身之阴阳，则背为阳，腹为阴"的理论。同时十二经脉属于人体的大周天，十二经脉循行交接的规律（阴经与阳经交汇于四肢末端，阳经交汇于头面部，阴经交汇于胸腹部），揭示了胸腹部是阴经汇聚的部位，与《素问·金匮真言论》所言一脉相承。那么，足阳明胃经循行于胸腹部的原因及其临床意义是什么呢？

（一）与阳明为十二经脉之长有关

《素问·热论》曰："阳明者，十二经脉之长也。"所谓"长"，乃主宰也。胃经为全身气血之源，脉大血多，气盛阳旺，循行分布广泛，通过其所属的络脉、经别、经筋、皮部等联系经络脏腑器官众多，故阳明经可统领十二经脉及奇经八脉，尤其与带脉、督脉、冲脉关系密切。也就是说，足阳明胃经主宰着全身阴经、阳经。所以，足阳明胃经不仅分布于阳经的部位，同时也循行于阴经聚集之胸腹部。《四总穴歌》有"肚腹三里留"的说法，强调凡胃脘及腹部的疾病均可取足阳明胃经的腧穴足三里治疗。

阳明为多气多血之经，阳气最盛，循行于胸腹部阴经聚集之处，有平衡胸腹部阴阳之气，使得人体阴阳达到统一的作用。同时，全身的脏腑、筋脉、肌肉、皮毛全依赖阳明经气血的充养，且阳明润宗筋，主束骨而利关节，故阳明气血充盈，宗筋才能得到滋养和清润，方可约束四肢关节，使之运动自如。张志聪说："阳明者，水谷血气之海，五脏六腑皆受气于阳明，故为脏腑之海。……宗筋为诸筋之会，阳明所生之血气为之润养。……阳明虚则宗筋纵，宗筋纵弛，不能束骨而利机关，则成痿矣，故诸痿独取于阳明。"

另外，阳明经可补充其他经脉的气血，以保证全身气血的充足和滋养。如阳明经气血不足，则十二经脉可出现相应的疾病。如李杲《脾胃论》云："胃虚则五脏六腑、十二经、十五络、四肢皆不得营运之气，而百病生焉。"故注重顾护胃气对养生防病及中医治疗具有极高的临床价值。历代医家都十分注重保胃气。张仲景在《伤寒论》中提倡"无犯胃气""令胃气和则愈"的观点，在诸多方剂的配伍中均使用了顾护脾胃的药物。如"十枣汤"以肥枣缓急解毒而护中；附子粳米汤以粳米、甘草、大枣健胃和中；小青龙汤等也都佐以甘味药，以发挥甘可矫味、缓急、养中的作用。张介宾在《景岳全书·杂证谟·脾胃·论脾胃》中指出："凡欲治病者，必须常顾胃气。胃气无损，诸可无虑。"

（二）与胃为五脏之本有关

"胃为五脏之本"的观点首见于《黄帝内经》。如《素问·玉机真脏论》明确指出："五脏者皆禀气于胃，胃者五脏之本也。"五脏藏精气而不泻，精气来源于脾胃所化生的气血。《灵枢·五味》谓："胃者，五脏六腑之海也，水谷皆入于胃，五脏六腑皆禀气于胃。"此外，华佗《中藏经》云："胃者，人之根本也，胃气壮则五脏六腑皆壮。"李杲《脾胃论》云："五脏皆得胃气，乃能通利。"均强调胃气与五脏之间的密切关系。因五脏之经脉皆循行于胸腹部，故足阳明胃经亦循行于胸腹部。

周慎斋说："凡治百病，先观胃气之有无，次察生死之变化。所至重者，惟中气耳，可不谨乎。"胃气乃奉养生身之大源，为人体生命活动提供生生不息的物质基础，故临床运用祛邪之剂时，应中病即止，不可过剂而伤及正气。如张介宾在《景岳全书·杂证谟·脾胃·论脾胃》中亦指出："凡欲治病者，必须常顾胃气。胃气无损，诸可无虑。"日常生活中，饮食勿过饥过饱，过寒过热；勿偏食挑食，以免伤及脾胃，若"饮食自倍，脾胃乃伤"（《素问·痹论》），"饮食不节则胃病"（《脾胃论·脾胃胜衰论》）。《医门法律·先哲格言》云："胃气强，则五脏俱盛；胃气弱，则五脏俱衰。"

胃主受纳，腐熟水谷。胃首先将饮食水谷初步消化，下传小肠；并将水谷精微经脾的转输，布散全身，以充养五脏，使之发挥正常功能。故曰："胃者，水谷之海。"胃的功能直接关系到人体脏腑功能的正常与否，如李杲在《脾胃论·脾胃胜衰论》中提出"百病皆由脾胃衰而生"。例如，五脏藏五神，即心藏神、肝藏魂、肺藏魄、脾藏意、肾藏志，其藏神志等生命功能活动便以其所藏精气为物质基础，而此精气需由胃所化生的气血来充养，故当胃的气血虚弱或升降失调时，则影响五脏主神的功能而致神志病，如《灵枢·经脉》中明确指出足阳明胃经"是动病"主要以神志疾病为主。

《黄帝内经》中"胃不和则卧不安"的学术思想在临床运用甚广，如以调理脾胃的半夏秫米汤治疗脾胃气机失调、阴阳不和之失眠；以消食化积的越鞠丸治疗食积不化导致的失眠等。宋代医家严用和在《济生方》中首次运用了归脾汤治疗思虑过度，劳伤心脾所致少寐、健忘、怔忡等症。张仲景《金匮要略》曰："女子脏躁，喜悲伤欲哭，象如神灵所作，数欠伸，甘麦大枣汤主之。"甘麦大枣汤能养心安神，补脾和中，可治疗以精神恍惚、悲伤欲哭、不能自主、睡眠不安、甚则言行失常等为主症的脏躁，且效果显著。

现代医家也不乏从脾胃论治神志病的验案。如吴鉴明开展的加味甘麦大枣汤抗抑郁疗效的对照研究显示，加味甘麦大枣汤（实验组 28 例）与氟西汀（对照组 26 例）的显效率相近，两组差异无显著性（$P > 0.05$），但不良反应明显减少；易献春运用甘麦大枣汤加减治疗歇斯底里精神性发作 38例，总有效率 68%。

（三）与胃体阳而用阴有关

胃在五行中属土，坤土为万物之母。自然界万物生长离不开土，人的生长离不开胃。故胃虽为阳土，但实寓母阴之性，故其脉虽循于头面、下肢外侧前缘属阳之域，但又行于属阴的胸腹部。这种分布特征正体现了胃腑阳中寓阴的生理特性。正如《张氏医通》所说："胃之土，体阳而用阴。"

人身一小天地，脾胃居中，在人体治理中央，养育四旁。脾不独主时，且无专位，旺于长夏和四季月各十八日，寄位于西南坤宫。《金匮要略》说："四季脾旺不受邪。"可见脾在一年四时中都有旺时，具有滋培正气，协调脏腑，抗御外邪的功能。脾胃同为后天之本，然脾为太阴湿土，喜燥恶湿，主升运，使清阳之气上滋心肺；胃为阳明燥土，喜润恶燥，主降纳，使浊阴之气下达肝肾。脾胃的升清降浊，将各种精微物质输送至全身，使五脏六腑、肢体官窍的功能得以发挥。因此，脾胃的升降出入，是生命存在的关键所在。张锡纯说："人之脾胃属土，即一身之坤也，故亦能资生一身。"

胃属阳腑，为六腑之一，具有六腑"传化物而不藏"的特点；其"阴"用的特征，体现在饮食水谷和糟粕由胃阴滋润而下降之作用，沿胃肠管道下行，由魄门排出体外，"以通为用，以降为顺"。吴瑭在《温病条辨》中论及益胃汤的立法组方时说："欲复其阴，非甘凉不可。汤名益胃者，胃体阳而用阴，取益胃用之义也。"提示临床宜顺应胃的体用特点而遣方用药，即胃喜柔润，得阴自安，用药宜降，以合于"胃宜降则和"之旨。当胃腑功能失调，通降失宜，脾不升清，胃不降浊，脾不能为胃行其津液时，便致脾约证；张仲景运用麻仁丸主之，以润肠通便。

（四）与开合枢有关

《灵枢·阴阳系日月》曰："此两阳合于前，故曰阳明。"合者开合枢之合也，即阳明为阳气向里内藏之处。《素问·阴阳离合论》说："是故三阳之离合也，太阳为开，阳明为阖，少阳为枢……是故三阴之离合也，太阴为开，厥阴为阖，少阴为枢。"又《素问·阴阳类论》说："三阳为经，二阳为维，一阳为游部。"其中三阳为太阳，二阳为阳明，一阳为少阳。太阳主开，厥阴主合，一开一合，主司表部功能；阳明为合，太阴为开，一开一合，主司里部功能；少阳为二阳之枢，少阴为二阴之枢，主司半表半里部的功能。三阴三阳分之为三，合之为一，周而复始，循环无端。是故阳明经气向里向内循行致胸腹部与太阴相接，使太阴经气得开。当阳明合之失常时，可致阳不内收而呈外越外发之势，则无形热邪充斥而出现阳明经热证，以清阳明热邪之白虎汤主之；或阳不下降而在里伤津，津伤化燥，因燥成实，邪热和阳明糟粕相结而成阳明腑实证，以三承气汤主之，以荡涤肠胃燥结。

阳明与厥阴同为合，根据同气相求及手足阴阳经相配的规律，则有足厥阴肝与手阳明大肠相配、手厥阴心包与足阳明胃相配。阳明合的功能失调可以引起厥阴之合失调，相反亦然。这一理论可以更好地指导临床治疗，如治疗胃脘痛常用手厥阴心包经之内关或间使，皆与厥阴心包经和阳明胃经同为"合"有关。另外，手阳明大肠经之合谷与足厥阴肝经之太冲相配名为"四关"，在临床内科、妇科、儿科等中运用极广，疗效极佳，这与手阳明经和足厥阴经同为"合"相关。

综上，足阳明胃经循行于胸腹部既来源于临床实践的提炼，又有相关理论指导，反过来又指导临床。

九、从经络论治临床疾病

经络学说是中医理论不可或缺的重要组成部分之一。《灵枢·经别》云："夫十二经脉者，人之所以生，病之所以成；人之所以治，病之所以起……"明确告诉我们，人的生理功能、病理状态都与十二经脉紧密相关，而经脉的循行正是揭示病之所在的线索，所以运用经络理论指导临床诊治很关键，也很多见。

后世医家莫不重视。张介宾曾说："十二经脉之道……初学人必始于此，工之良者亦止于此而已。"《类证活人书》云："治伤寒先须识经络，不识经络，触途冥行。"看来古代圣贤无不重视经络理论，可见经络理论不仅拓展思路，而且在临床中发挥了重要的作用。

（一）头痛

头痛是临床常见病、多发病。作为中医师都知道，从头痛病因的来源看，头痛有外感头痛和内伤头痛之分，但是作为具有经络思维的中医师，临床一定还会问患者头痛的具体部位，因为十二经脉在头面部的循行规律是阳明经行于前、少阳经行于两侧、太阳经行于后，所以一般而言，头痛在前者为阳明头痛、在两侧者为少阳头痛、在后者为太阳头痛，然而临床针对复杂病证，往往需要精细分辨，方可准确到位。

如2016年9月1日门诊时，来了一位35岁的年轻女性，观其面色萎黄，眉头紧锁。细问得知，原来其前额反复隐隐作痛已有2年之久，并且头痛连及头后部及颈项部，自觉脖子僵硬不适。伴小腹部及腹股沟区胀痛不适，夜间双膝关节发硬。口干思饮，纳可，寐欠佳，入睡困难，多梦，眠轻易醒，二便调。平素畏寒恶风，视其舌淡、边有齿痕，苔薄白，诊其脉弦细。月经周期正常，量可色红，夹血块，经前腰酸乳房胀痛，肛门部胀痛不适。

从患者的状况来看，全身上下从头到脚均有不适，难怪愁眉不展，确实可怜！但以头痛为主症，部位在前额部，按常规来说，这属于阳明头痛，从阳明经论治应该没错！但是当时处以 6 剂柴胡桂枝汤，柴胡桂枝汤乃少阳太阳合病主方。此时跟诊的学生问："奇怪！老师，额部不是阳明经吗？为什么这样治疗呢？"

"前额头痛皆属于阳明吗？"我说："按正常思维没错！但是我们要不要更精准一些呢？你们背一背《黄帝内经》对太阳经和阳明经的描述，就很清楚太阳经始于两目内眼角，上行于头，然后沿头后、颈项而分布背腰，而阳明经行于目下，所以这个病人的头痛除前额外，还连及头后部和颈项部，是不是属于太阳头痛呢？"

学生又问："那么为何还与少阳经有关呢？"

我说，临床辨证除了抓主症外，还必须与兼症合参。你们看看病人主要的伴随症状，如"小腹部及腹股沟区胀痛不适、夜间双膝关节发硬"，说明什么？一是小腹部及腹股沟区乃少阳胆经循行的部位；二是中医认为"膝为筋之会"，肝主筋，肝胆互为表里。这难道与少阳经无关吗？

1 周后，患者准时复诊，观其眉头舒展，面部气色已有光泽。她面带微笑，开心地说："吃完药后，症状改善太多了。您看我精神状态多好，前额痛、脖子酸痛及小腹胀痛都明显减轻了，入睡更容易了。"诊其脉症后，效不更方，嘱其续服上方 1 周加以巩固。

通过此案，我常常想，如果能好好地将古人的这些东西都烂熟于心，何愁临床不效呢？读经典、学经典，才能在临床中用经典。经典可以拓展思路，可以打破惯性思维，指导临床诊治疾病，以取得满意的临床疗效。

（二）嗌干

何为"嗌"？"嗌"乃咽喉。"嗌干"即咽喉干，临床常伴咽喉肿痛、瘙痒灼热、声音嘶哑及异物感等症，查咽后壁或可见充血或淋巴滤泡增生等，西医学诊之为急、慢性咽喉炎，属中医"喉痹"范畴。

喉痹一词，最早见于帛书《五十二病方》。之后，《黄帝内经》认为，喉痹乃阴阳气血郁结，瘀滞痹阻所致。如《素问·阴阳别论》曰："一阴一阳结，谓之喉痹。"痹者，闭塞不通之意。《杂病源流犀烛》卷二十四云："喉痹，痹者，闭也，必肿甚，咽喉闭塞。"

从五行生克制化的关系来看，心火为脾土之母，而心火又制约肺金；金水相生，肾水反侮脾土；肝木既克脾土，又反侮肺金。临床上，心火上炎、肾水不足及肝气郁结均可导致喉痹，因此临证之时，以辨证为本，配合循经取手厥阴之输穴大陵泻心火、足少阴之原穴太溪养肾水和足厥阴之行间清泻肝木之火，急性者尤佳，一般 2～3 次症状均可得解。

反观经典，《灵枢·经脉》指出："心手少阴之脉，起于心中，出属心系……其支者，从心系上挟咽，系目系""肾足少阴之脉，起于小指之下，邪走足心……其直者，从肾上贯肝膈，入肺中，循喉咙，挟舌本""肝足厥阴之脉，起于大指丛毛之际……上贯膈，布胁肋，循喉咙之后，上入颃颡，连目系，上出额，与督脉会于巅"。手少阴心经、足少阴肾经及足厥阴肝经之主病均有"嗌干"，究其原因，心、肾和肝之经脉均上循于咽喉，故此乃"经脉所过，主治所及"也，这就是理论与临床相契合之所在。

纵观历代临床治喉痹，除清代医家沈善谦在《喉科心法》中谈及阳虚喉痹之外，喉痹辨证多分为阴虚肺燥型、痰热蕴结型、肺脾气虚型，可大多都认为是阴虚火旺之故，常以滋阴降火、养阴润喉或滋肾润肺论治。国医大师干祖望通过长期的临床实践，认为喉痹"真正属阴虚者，十无二三；出于脾虚者，十居八九"。干祖望临证时"从脾论治"，治愈率达 89%，有效率达 98%，并提出脾虚阴火证型，很有创意。

从中医脏腑学说来看，咽为胃之关，喉为肺之门，故外感之邪入肺易伤喉，饮食不当入胃易损咽，所以喉痹多与肺胃密切相关。临床观察发现，反复发作的慢性咽喉炎患者，自诉只要感受外邪，咽喉部症状首当其冲。为什么？这就与体质有关。古人言："至虚之处便是容邪之处。"综合患者脉证，大多脾胃后天之本不足，故既表现在脾胃虚弱则咽关不利，又表现在土不生金则喉门失养，这正是干祖望所说的"脾虚阴火证"，通常治以升补脾阳而泻阴火。临床上，干祖望常用李杲补中益气汤或参苓白术散为主治之。

（三）耳疾

肾开窍于耳，但多条经脉与耳有关，如手太阳小肠经入耳，手少阳三焦经系耳后，足少阳胆经、足阳明胃经走耳前。耳主听，无论脏腑还是经脉失常，均影响耳之功能：一是耳鸣；二是耳聋；三是耳闭；四是重听。

明代医家龚廷贤认为，从脏腑来说，耳左聋者，忿怒动胆火；耳右聋者，色欲动相火；两耳俱聋者，厚味动胃火。从症状上说，有耳肿痛、耳出脓、耳气闭等表现。治疗上各有方法，可以参照。需要注意的是，这里所说的耳聋，不是真性耳聋，而是一时性、因疾病引起的耳聋。气闭是指耳内有堵塞感，听力下降，临床使用吹耳散，和吹麝香、并用葱塞入耳中，是一种直接取效的方法。重听可仿耳鸣治疗。

耳病使用针灸疗法，效果也很好，但应辨证选穴。肝胆火旺引起的耳鸣耳聋，可以选用听会、行间等穴；肾虚耳鸣耳聋，可以选用听宫、后溪等穴；湿热引起的耳鸣耳聋，可以选用耳门、中渚；外感引起的耳鸣，可以选用翳风、完骨等穴。

除此之外，梅尼埃病也会有耳鸣耳闭的感觉，这时使用针灸和方剂苓桂术甘汤加减治疗，效果很好。

（四）腰腿痛

腰腿痛是临床多发病、常见病，症状严重者，不仅影响日常生活，而且降低生命质量。究其原因有很多，从形态上说，有器质性、功能性及混合性的不同；从脏腑功能看，腰为肾之府，肾主骨生髓，可见腰腿痛与肾关系密切，但是依据《灵枢·经脉》所载"肝足厥阴之脉……是动则病腰痛不可以俯仰，丈夫㿉疝，妇人少腹肿，甚则嗌干，面尘脱色"，临床不乏肝经失养导致的腰腿痛。

曾治一位年过七旬的老太太，乍一看，她身材高大，形体偏胖，但面色苍白，面容愁苦。自诉腰酸痛已有 4 个月之久，伴下肢关节酸痛，曾局部针灸治疗，效果不显著。CT 示第 4 腰椎 I 度滑脱，L3-4、L4-5、L5-S1 腰椎间盘膨出，椎管狭窄。既往有高血压病史 40 年，最高血压达 160/80mmHg，服用 3 种降血压药物控制；有长期头痛的病史，服用天麻钩藤颗粒后可缓解；今年多次体检发现血糖偏高，最高达 16.6mmol/L，尿糖（+++），已确诊 2 型糖尿病，服西药控制。经人介绍前来求治。刻下：腰酸腿痛、活动后加重，伴行走不利，口干欲饮，纳可，大便成形，寐安，精神欠佳，舌紫苔薄，脉弦细。

患者高血压多年，肝阳偏亢，阳盛则阴病，致肝血亏虚，而肝主筋，血虚则不能濡养筋骨，致筋骨失养，出现腰腿部疾患；久病及肾，肾主骨生髓，腰为肾之府，故见腰部酸痛、椎间盘退化、椎管狭窄等；阳盛则热，热则津液亏耗，发为口干欲饮；久病入络，血虚致瘀，则舌紫，脉弦细。

究其病位在肝，累及肾脏，病因在于肝阳偏亢灼伤肝阴，病性属虚实夹杂，辨证属肝肾亏虚，气血凝滞，故以补肝益肾、通利气血之法针药并治。处方：山茱萸 30g，知母 10g，乳香 6g，没药 6g，当归 10g，丹参 30g，川断 10g，杜仲 10g。7 剂，水煎服，日 1 剂，1 日 2 次，饭后温服。并依次针刺太冲（L，I）、太溪（L，⊤）、束骨（R，⊥）、合谷（L，⊤）、三阴交

（R，⊥）、养老（R，I）、攒竹（L，I）。

针对此类既有老年基础病，又有器质性疾病的患者，无论西医还是中医，临床治疗是有难度的，但解决患者的主要痛苦是改善患者主观感觉的第一要务，这也是中医辨证论治的优势。中药处方在张锡纯曲直汤的基础上，加杜仲、续断，实乃肝肾共治之意。

张锡纯《医学衷中参西录》所载曲直汤治疗"肝虚腿疼，左部脉微弱者"。肝属木，木曰曲直，故名。方中山茱萸味酸、涩，性微温，入肝肾经，但温而不燥，既能补肝肾之阴，又能温补肾阳，为补肝益肾之要药。《医学衷中参西录》云："山茱萸得木气最厚，酸收之中，大具开通之力，以木性喜条达故也。"故方中以之为君。川断、杜仲作为常用药对，用于补肝肾，强筋骨，通利血脉，且性皆温；其次，知母味苦、甘，性寒，入肺、胃、肾经，质润，苦寒不燥，行于下，能泻相火，滋肾燥。再者，《雷公炮制药性解》云："知母入肾，为生水之剂，水盛则火熄。所谓壮水之主，以制阳光也。"由此可知，知母滋肾水以泻肝火，且其性寒，可制约前三味药之温性，达到寒温并用，阴阳相生之效，故与杜仲、续断共为臣药。君臣配伍，主治其本。佐以乳香、没药，二药参合，气血兼顾，宣通脏腑，流通经络，活血祛瘀，且增以当归、丹参，养血活血，祛瘀生新；四药为佐，以治其标。此方八药，标本同治，寒温并用，温而不燥，阴阳相生，共成补肝益肾、通利气血之功。

针灸处方由太冲、太溪、束骨、合谷、三阴交、养老、攒竹组成，其机理与药方有异曲同工之妙。方中左太冲为君，类同于山茱萸，补肝之元气，使肝恢复疏泄之职。左太溪、右束骨为臣，一补一泻，其中太溪为肾经之原穴，刺之左可补肾之元阳，阳气者，柔则养筋，而束骨为足太阳经之木穴，泻火滋水以涵木，类同于药用知母。补合谷、泻三阴交，此乃活血化瘀之对穴；右养老，配攒竹、束骨，为手足太阳经相配，同气相求，共奏舒经活络、通利气血的功效，类同于乳香、没药药对的药效。

从肝经主病论治"腰腿痛"，切中病机，理法方药（及穴）严丝合缝，针药并治交相辉映、相辅相成。

第二章

什么是腧穴及其特性

　　人身的腧穴就像镶嵌在天空中的小星星，它们的闪光不会因为我们看不见而暗淡失色，只要有生命的信息，它们就永恒地闪烁着，这就是生命的奇迹。也许正是有了腧穴，才更体现了经络的价值，它们共同表达了生命的现象。

　　虽然我们不能确定古人是如何发现腧穴的，但腧穴在临床中的实用性和有效性是有目共睹的，我们不得不为古人的成果而叹为观止！

　　那么，什么是腧穴呢？它们的特性是什么？

一、腧穴的概念

　　"腧"与"输""俞"原来相通。后从字形字义看，"腧"为月肉旁，属皮肉；"输"乃运输、转输、输入、输出等，有通达传送之意。现代有人提出，"腧""输"均可用"俞"字简化代替，但没有得到针灸界的认可，因为这三个字细分起来还有些差别和不同的习惯用法。目前，"腧"一般作为穴位的统称，"输"往往作为五输穴中的输穴专用，而"俞"专指背俞穴。"穴"过去也写作"空""会""节"等，可见"穴"字含有凹陷、空隙、集聚处等意思，是人体储藏、调节气血的空间。

　　"腧穴"曾称"气穴""气府""孔穴""穴道"等，现在一般称"穴位"。如《灵枢·九针十二原》曰："节之交，三百六十五会……所言节者，神气之所游行出入也，非皮肉筋骨也。"这应该就是已知的对"腧穴"最早最权威的定义了。所谓"节"实际就是指腧穴。这里告诉我们一个很重要的观念，就是腧穴不仅仅是解剖意义上的部位，更突出的是其功能上的概念，即腧穴是气血交会、神气出入之处。《素问·气穴论》又云："肉之大会为谷，肉之小会为溪，肉分之间，溪谷之会，以行荣卫，以会大气。"可见腧穴是人体气血储藏、会聚、通行的特殊部位，具有调节、调动气血的能力，即腧穴具有转输、调节和调动气血的作用，可在体表找到和确立它解剖意义上的定位，但它不是肉眼可见的解剖结构。

　　那么，怎样给腧穴定位呢？近年来，有学者研究腧穴的形态，似乎总想测量出腧穴的大小，因为腧穴的大小关系到针刺的准确性。

有报道，腧穴的直径为 2mm 至 2cm 不等，但穴位并不一定是圆形结构，因为它是气血留存之处，所以与空隙有关。不同的腧穴由于所处的部位不同，空隙的形状也必然不同，如在脊椎关节部位，空隙是长条状，所以穴位就是长条形；按《灵枢》言，伸足取足三里，由于肌肉收缩的原因，穴位就呈现略尖的椭圆形；头顶部的穴位多因头骨凹陷形成，所以多呈不规则圆形等。这样，不同穴位的大小、形状也就不尽相同。

穴位之深度呢？一般来说，穴位分为 3 层，每层都可得气。用现代维度的概念来看，穴位是三维结构。《灵枢·终始》曰："凡刺之属，三刺至谷气……故一刺则阳邪出，再刺则阴邪出，三刺则谷气至，谷气至而止。"当然，深度是相对而言的。不同的腧穴，针刺的深浅度可以不一样。甚至在体质不同、病情不同、季节不同等情况下，同一腧穴的针刺深浅度也可以不一样。临床发现，若是外感患者，只需进针到浅层即可得气；若是属于正气虚弱的慢性病患者，则需从浅至深逐渐向下进针，深达地部得气方可。

那么，如何确定深度呢？古人认为，应以针刺得气的感觉作为不同层次的标准。所以，历代医家多提倡慢捻进针法，以便用心仔细体会得气的感觉。如在肌肉丰满之处，针刺每到一层，就会出现一次得气现象；但在肌肉稀薄之处，则主要依靠医师的认识决定其相对的深浅，如头皮部第一为皮肤层，第二为皮下层，第三为骨膜上，然后还可根据治疗的情况对其深浅度进行调整。

至于腧穴的定位标准，我们认为应是"相对位置，得气为准"。何谓"相对位置"？相对位置是与绝对位置对比而言。绝对位置是指教科书中所标明的定位，而"相对位置"必须受绝对位置的制约，比如足三里的"绝对位置"是在犊鼻下 3 寸、胫骨外 1 寸，而相对位置则应在绝对位置上下左右附近按压寻找。按压，照《灵枢》的说法为"揣穴"，广州中医药大学针灸专家靳瑞则表述为"探穴"，如出现明显的凹陷、酸麻胀重感或"按之快然"之舒畅感即可确定，若相距太远，甚至超过 1 寸以上，则就不合适了。所谓"得气为准"，就是进针后必须有得气感，如不得气说明穴位没找准。

得气也分浅、中、深 3 种层次。根据治疗目的不同，选择不同的深浅，从而达到补正或祛邪的实际要求。因此，腧穴是在绝对位置制约下的相对位置，是气血聚合集中并逐渐向外淡化的一个有相对界限、但无绝对界限的气血聚集处。相对界限可随着人体健康状况发生变化、可时大时小，故腧穴的作用强弱会因时因人因地而不一样。《灵枢·背腧》云："肾腧在十四焦之间，皆挟脊相去三寸所，则欲得而验之，按其处，应在中而痛解，乃其腧也。"这就是"相对位置，得气为准"的依据之一。

人体的腧穴到底有哪些？根据定名、定位及归经的区别，目前将腧穴分为十四经穴、经外奇穴、阿是穴 3 类。文献研究表明，它们之间是逐步发展而来的。"阿是穴"出自唐代医家孙思邈的著作，实际上代表古人在治病过程中一种感性的认识及实用性的总结，也是从无意识选穴向有意识选穴转化的标志。随着阿是穴临床应用的不断积累与总结，人们对疾病与穴位的关系有了进一步的认识，同时对腧穴的功效和位置建立了相对固定的概念，从而有的定名为"经外奇穴"，有的穴位治证明确而得到公认，归属经脉而成为"十四经穴"。如"膏肓俞"原属阿是穴，孙思邈因其疗效显著而载入《备急千金要方》成为"奇穴"，宋代《铜人腧穴针灸图经》根据定位将其归入足太阳膀胱经而成为"十四经穴"，由此看来，经穴是一个由少到多发展的过程。正是由于腧穴有这么一个很重要的发展，因此所有的腧穴都保持了共同的原始本性，即阿是性，这也是我们运用"相对位置，得气为准"确定腧穴位置的另一个重要的依据。

随着现代科技的发展，从电、声、光、放射元素追踪、生物生化等各方面研究腧穴，取得了一些新的进展，为我们认识经络腧穴的实质提供了帮助。如发现腧穴是低电阻点，可以通过刺激该点启动相应的中枢神经系统，再进一步由中枢神经系统调整神经、内分泌、体液免疫网络，继而影响靶器官；尹岭等的研究表明，针刺足三里可以引起视丘下部和室旁核功能变化，为针刺足三里治疗胃肠疾病提供了一定可视性实验依据；付平等通过实验证明，电针刺激足三里可引起前额叶及颞叶的功能变化，而前额叶在语义记忆、工作记忆及情节记忆方面有非常重要的作用，颞叶也与记忆功能有关，这便为电针足三里治疗阿尔茨海默病（老年性痴呆）提供了实验依据；王苇等利用血氧水平依赖脑功能成像（BOLD-fMRI）观察针刺人体足三里、阳陵泉穴及右手对指运动对脑运动功能区的影响，并把两者相比较，结果显示，刺激人体足三里和阳陵泉穴，多个与运动相关的大脑皮质功能区包括两侧皮质感觉运动区（SMC）、运动前皮质区（PMC）和辅助运动区（SMA）被激活，与对指运动相比，两种刺激兴奋感兴趣区的差异无统计学意义，证明这组穴位有良好的运动相关性，提示了采用此组穴位治疗中风后偏瘫的作用机制；等等。所以，随着现代医学仪器的广泛应用及针灸研究的不断深入，相信腧穴的作用有望在不远的将来可以"看得见"。从某种意义上来说，从"腧穴"的角度为针灸的科学化和客观化提供依据，是件值得庆幸的事情。

二、特定穴探秘

人体的每条经脉上都有特定穴，而特定穴本身就有特殊性。它们除了与其他腧穴一样有自己的名字外，还有特定的名称，这就是一种特殊性的表达。因为它们承担了特定的任务，就像一个班级中担任一定职务的同学一样。经脉上的特定穴有"五输穴""原穴""络穴""郄穴""下合穴""俞穴""募穴""八会穴""八脉交会穴"等，这样一支特殊的群体有特定的名称、特殊的作用，在临床具有特殊的地位，就像群星中最闪亮的星星，可以说是最具代表性的腧穴，也是临床最常用的腧穴。

让我们先从特定穴开始探索腧穴的奥秘吧。

（一）五输穴

"五输穴"就像一条河流中的 5 个有特征的节点一样，分布在十二经脉上，其排列顺序与经脉之卫气的流向、流量、流程相关，体现了卫气在经脉上起源、增长、转归的情况。如《灵枢·邪客》云："卫气者，出其悍气之慓疾，而先行于四末分肉皮肤之间而不休者也。"古人以水流由小到大、由浅入深的变化作比喻，分别以井、荥、输、经、合命名。"井"者分布在指、趾末端，如水之从井中冒出；"荥"者分布在掌指或跖趾关节之前，如水之细微如涓；"输"者分布于掌指或跖趾关节之后，如水流由小到大，由浅入深，经气渐盛；"经"者多位于前臂、胫部，如水流变大畅通无阻，经气盛行；"合"者多位于肘膝关节附近，如江河水流汇入湖海，经气充盛合于脏腑。如《灵枢·九针十二原》指出："所出为井，所溜为荥，所注为输，所行为经，所入为合。"可见五输穴具有向心性的特点。

《黄帝内经》不仅给五输穴作了形象的定义，而且还阐述了它们的应用。如根据天人相应的思想，《灵枢·本输》提出"春取荥穴，夏取输穴，秋取合穴，冬取井穴"的因时选穴法；根据病情轻重，《灵枢·癫狂》载有"肉清取荥，骨清取井、经也"。甚至针对具体的病症还提出具体的治疗方法，如对于咳嗽的治疗，《素问·咳论》曰："治脏者治其俞，治腑者治其合，浮肿者治其经。"对于胀病的治疗，《灵枢·胀论》认为，厥气上逆，营卫之气失调，胃气虚损而致胃脘胀作，故云："三里而泻，近者一下，远者三下，无问虚实，工在疾泻。"因足三里为足阳明胃经之合穴，一方面可直接泻厥逆之气，另一方面从作用上说足三里又属补穴，以泻之手法，调整营卫，扶正以祛邪，可达到泻中有补的作用。

《灵枢·邪气脏腑病形》云:"荥输治外经,合治内腑。"揭示了阳经的荥输穴和下合穴的治疗作用。如周围性面瘫是针灸临床最常见的疾病之一,也是针灸的优势病种之一,治疗时在近治取穴的基础上,根据金元四大家之一李杲的思想,取手足阳明经的荥输穴二间、内庭、三间、陷谷等远端穴,正是"荥输治外经"在临床上的应用。

那么阴经的荥输穴呢?《灵枢·寿夭刚柔》云:"病在阴之阴者,刺阴之荥输。"所谓"阴之阴"是指在内属阴之五脏,显然阴经的荥输穴治疗五脏病。因阴经的荥输穴分别属五行之火和土,五脏属阴,"荥穴"之火可温养五脏之阳气,体现了"阴病治阳"的思想;"输穴"属土,乃万物之母,后天之本,旁及四州各脏,何况阴经以输代原,输、原为同一个腧穴,是五脏元气之所,故五脏元气亏虚可选之。

当然,后世医家对五输穴的临床作用都有不同的诠释。如《难经·六十八难》根据五脏的功能特点,提出:"井主心下满,荥主身热,俞主体重节痛,经主喘咳寒热,合主逆气而泄。"因井穴属木,与肝相关,一是肝木横逆脾土,脾不健运,胃不和降;二是足厥阴肝经自足上行,贯穿膈膜,散布胸胁,如肝气不畅,则气机阻滞,故井穴主心下满。荥穴属火,与心相关,火盛则热,故荥穴主身热。输穴属土,与脾相关,脾主四肢肌肉,脾失运化,既可使气血生化之源不足,还可使湿浊内生,所以输穴主体重节痛。经穴属金,与肺相关,肺主皮毛司呼吸,邪犯皮毛,开合失常则恶寒发热,肺失宣降则喘咳,所以经穴主喘咳寒热。合穴属水,与肾相关,肾主水,水积于下则气上逆,水流于肠则便泄,所以合穴主逆气而泄。这是同类腧穴的共同特点,但是即使为同一类腧穴,由于所属经脉不同,则主治病证的机理又有不同。如合穴主逆气而泄,但肝经的合穴所主的是因肝肾不调导致的肝气上逆而肾水下泻之证,肾经合穴则治疗肾中阴阳不调而致的虚火上炎、寒湿下注之证,脾经的合穴则治疗脾肾关系不调所致胃气上逆、脾气下泄等等;临床若属多经不调而致逆气而泻者,宜选用多经的合穴配合针刺。

每条经脉上的五输穴除自身经脉的主治特点外,还有自己独特的作用。如皇甫谧《针灸甲乙经》所载宣肺清热、止咳化痰的泻肺方由"泻鱼际、补尺泽"组成。其中,鱼际乃肺经荥穴,五行属火,根据"荥主身热",此穴具有清肺泻火、宣肺止咳的作用;尺泽为肺经合穴,属水,滋水以泻肺火,所以临床常用于治疗痰热壅肺之咳喘病。

另外,"井穴"既是经气的源头,也是四根三结之"根",具有开窍通痹之功。如《针灸聚英》记载:"唐刺史成君绰忽颔肿大如升,喉中闭塞,水粒不下三日，甄权以三棱针刺之（少商），微出血，立愈。"

井穴又是阴经与阳经交接之处，故可交通阴阳而使"阴阳相合"。《伤寒论》云："阴阳气不相顺接，便为厥。厥者，手足逆冷者是也。"故井穴可治阴阳离决所致的厥证，包括昏厥、四肢厥冷等。当然，我们在治疗中风偏瘫时，以十二井穴为主穴，通过依经脉循行次序针刺十二井，使阴阳经的经气相顺接，达到畅通大周天而加强四肢气血充足的作用，这就是我们常用的大接经全息疗法。如《标幽赋》云："更穷四根三结，依标本而刺无不痊。"

值得一提的是，十二经脉五输穴的五行属性呈现了相生的关系，但阴阳经之间五输穴的五行属性是阳经之五行相克阴经之五行，这是因为阳进阴退的原则，从而体现了阴阳相合、刚柔相济、生中有克、化中有制的整体关系。这是人体内结构在体表的一种反映，为临床治疗选穴"虚则补其母，实则泻其子"提供了依据。

（二）原穴

原者，元也。元气是人身之原动力。元气与命门之火有什么区别呢？元气是肾中阴阳之气冲突、融合后化生出的气机，而命门之火仅指肾中阳气。

原穴不仅是脏腑元气贮藏、留止之处，也是本经气血流止和本脏脏气通达之处，还是三焦的原气进入该经脉之处，故脏腑原气汇集于此。

原气经过三焦的作用通达全身，其运输途径主要有3条：一是进入三焦经，然后沿大周天运行至经脉和脏腑，运送方法循十二经脉秩序传递，从首条经脉即手太阴肺经，传至最后一条经脉即足厥阴肝经；二是沿三焦布散到胸腹部，直接进入脏腑；三是直达各经的原穴，从原穴进入各条经脉中，故原穴的状态最能反映脏腑变化。如《灵枢·九针十二原》曰："五脏有疾，当取之十二原。"当脏腑经脉元气不足时，取原穴治疗，反之，通过原穴的变化，可探测脏腑的虚实。由此可见，原穴既有诊断疾病的作用，又有治疗的价值。

如足少阴肾经的原穴太溪，从其命名的本意来说，"太"者，大也，同时此穴出于内踝之后，穴处凹陷中，如溪涧；刺之如溪水大涌，可滋养肾之阴液。但此穴又是肾经的原穴，乃肾经之元气所在之处，是补益肾之元气的最佳腧穴，故临床辨证为肾之阴阳两虚者，取太溪当为不二之选。如阳虚水肿、肾虚耳鸣等肾系病证，当以太溪为主穴而组方治之。

曾有一老年男性患者前来就诊，以足跗肿满、冰冷沉重、按之不起为主症，伴面色黑黄，小便不利，大便溏薄，畏寒，平素神疲乏力，舌质淡胖、苔白，脉沉迟。中医认为，水肿的产生与肺、脾、肾三脏关系密切。明代医学家李中梓说："脾主运行，肺主气化，肾主五液。凡五气所化之液，悉属于肾；五液所行之气，悉属于肺；转输二脏，以制水生金者，悉属于脾。"故其病机乃肺脾肾脏腑功能失调，使三焦渎职，膀胱气化不利。根据《医林正印》所云"治者当补脾胃之虚，使脾气得实，则自能升降运动其枢机而水自行；次当补肾之虚，使肾气实，受五脏六腑之精而藏之，水有所归而不至泛溢"，拟祛湿方，针刺治之。方由太溪、足三里、阴陵泉、列缺、支沟、大敦六穴组成，以宣上、和中、渗下之治法契合阳虚水肿之病机。其中，肾经原穴太溪为君，肾乃水脏，具有补益肾元、鼓舞气化、蒸化水液的作用，且与足三里、阴陵泉先后天相配，补后天以养先天，肾阳足则脾阳振，共奏温阳健脾、行气利水之功，故凡阳虚所致之水肿均有效。

另外，太溪还是治疗肾虚耳鸣的经典处方益肾通窍方中的主穴。《卫生宝鉴》云："夫肾为足少阴之经，而藏精气通乎耳。耳者，宗脉之所聚也……若劳伤气血，兼受风寒，损于肾脏而精脱，精脱则耳聋也。"可见肾虚是耳鸣耳聋虚证的主要发病基础，因此肾虚型耳鸣表现为耳鸣如蝉、白日安静而夜间为甚，常伴健忘失眠，腰膝酸软，不耐疲劳，视力减退，头发脱落或须发早白，牙齿松动易落，面色晦暗无光泽，尿频、尿等待、小便清长等症状。自拟益肾通窍方由太溪、听宫、中渚、侠溪、足三里、外关组成。方中太溪配听宫共为君穴，集远近、上下、表里、阴阳相配于一体，有益肾开窍之功。肾开窍于耳，太溪为肾之元气所在，取其右乃滋其肾阴以濡耳窍之意，取其左则寓"春夏养阳"以温养肾阳之意，正合精脱肾愈的病理机制，专为肾虚为本之耳鸣而设。

太溪除治本经相关疾患外，在慢性病、顽固性疾病的治疗中也发挥了肾为元阴元阳的作用。如支气管哮喘是临床常见病、多发病，中医认为，发则治标，缓者治本，且注重缓解期的治疗是中医治病求本思想的体现，故临床多以太渊、太溪上下相配（又称两原相配），金水相生的同时补益肺肾之元气，以治哮喘之根。

值得注意的是，阴经是以输代原，又称"输原合一"，而阳经输穴之外，却另有原穴。为什么？

《灵枢·九针十二原》首先提出了五脏的原穴，即肺之原太渊，心（心包）之原大陵，肝之原太冲，脾之原太白，肾之原太溪。而这5个原穴在《灵枢·本输》中又称输穴，所以说《黄帝内经》时代的医者认为，阴经的原穴与输穴是同一穴位。

《难经·六十二难》云："三焦行于诸阳，故置一俞，名曰原。"又《针灸学》（上海中医学院主编）指出："阳经脉气盛长，故于输穴之外，另有原穴。"可见阳经经脉的输穴与原穴是不同的。也就是说，输穴虽然也有原气进入，但由于阳经的经脉较长，原气大量、主要进入经脉的位置，离输穴还有一段距离，故另设一个原穴，以说明原气更准确的注入点。而阴经经脉较短，原气的进入点较集中在输穴附近，故没有必要另外设置原穴。

（三）络穴

络穴之"络"乃联络之意，如同联络员，起到联系表里阴阳经脉的作用，所以临床凡见表里同病者，均可取络穴治之。如支气管哮喘患者常可伴有大便异常的情况，或便秘或腹泻，这与中医"肺与大肠相表里"的理论是契合的，所以应在辨证选穴的基础上，配合手阳明大肠经的络穴偏历，针刺治之。

目前，公认的络穴共有 15 个，除十二经脉各有一个络穴外，还有任、督二脉的络穴及脾之大络。但有人认为是十六络，即虚里为胃之大络，依据为《素问·平人气象论》所载"胃之大络，名曰虚里，贯鬲络肺，出于左乳下，其动应衣，脉宗气也""乳之下其动应衣，宗气泄也"。前后文对照，可知前者是生理，后者是病理。任应秋认为，"乳下，其动应衣"之"衣"字为衍文，故应为"其动应脉，宗气也"。

为什么脾胃都要有大络？因脾胃为后天之本，故需另设一大络与全身五脏六腑沟通。那么，胃之大络为什么没有被认可呢？临床发现，胃之大络为虚里，虚里在心脏的位置，无法以针灸的方式治疗。

临床上原穴与络穴常常配伍使用，称原络相配，或曰主客相配，即先病者为主，后病者为客，为主者用原，为客者用络。如肺与大肠相表里，生理上、病理上均互相影响，若肺经先病，大肠经后病，治疗时先取肺经原穴太渊，后取大肠经络穴偏历；反之，则先取大肠经原穴合谷，后取肺经络穴列缺。

（四）俞、募穴

俞、募穴分布于躯干部，是脏腑之气分别输注于腰背部和胸腹部之处，一为阳一为阴，均是直接沟通脏腑的地方。脏病取俞、腑病取募之原则在临床应用广泛。如《素问·阴阳应象大论》曰："故善用针者，从阴引阳，从阳引阴。"

俞穴是指脏腑经气输注于背腰部的穴位，位于背部，分布于足太阳膀胱经上，又称背俞穴。背为阳，与脏腑经气相通，故脏腑经气中偏阳的气机多输注于背俞穴处。

俞穴与五输穴中的输穴有什么区别呢？①背俞穴离脏腑较近，输穴较远，说明它们与脏腑的关系有疏密之不同；②背俞穴主治本脏之病，输穴除治本脏之病外，还治经络病，说明它们的针对性及治疗范围有所不同；③气机流向不尽相同，本脏之气→背俞，输穴→脏腑。

募穴是指脏腑经气结聚于胸腹部的穴位。募穴位于胸腹部，属阴，与脏腑经气直接相通，故脏腑偏阴的气机多来源于募穴。如临床常见的上腹痛有时是心脏方面的问题，却往往误诊为胃脘痛。那么，为什么心病会表现在上腹部？因心和心包的募穴均位于任脉上，其中心的募穴巨阙在上腹部，心包的募穴膻中在前胸部。

期门治疗热入血室证由来已久。且确有良效。热入血室证由邪热乘胞宫空虚而内犯，热与血结所致。如《伤寒论》第 143 条："妇人中风，发热恶寒，经水适来，得之七八日，热除而脉迟身凉，胸胁下满，如结胸状，谵语者，此为热入血室也，当刺期门，随其实而取之。"可见张仲景不仅是经方的始祖，还开创了针药并用的先河。

期门乃肝之募穴。肝经循行抵小腹、挟胃、属肝、络胆、上贯膈、布胁肋后，出现期门穴，与肝胆脏腑相距甚近，可调整肝胆功能。期门又是十二经的最后一个穴位，为肝经与肺经交接之处。肝肺之气条达，则全身之气功能升降自如，正气旺盛，抗邪之力强壮。肝藏血，调节阴血以抗邪热；肺主气，输布正气以祛邪热，从而达到助正祛邪的目的。肝为将军之官，又主疏泄，行气之力强，具有活血化瘀的作用。

需要注意的是，针刺期门的手法很重要，关键是把握尺度。针刺治疗时，先慢慢地向下直刺，仔细体会针下的感觉，当针尖刺到肝脏表面的时候，会出现有弹性的阻力，这时在肝脏表面轻轻地敲击几下，然后将针提起，向外斜刺留针，将针留在肝脏附近，几乎与肝脏平行即可。千万不能刺入肝脏之中，否则容易引起出血，反而伤血。

（五）郄穴

郄穴之"郄"如缝之"隙"，狭小、深邃，可见郄穴是经脉之气深聚的部位。阳者为气，阳经之郄穴以深藏经气为主，一旦经气阻滞失畅，则可致胀满不舒，甚至胀痛；阴者为血，阴经之郄穴以深藏经血为主，一旦经血凝滞不通，则"不通则痛"而表现为刺痛，所以临床有"阳郄治气""阴郄治血"之说。如治胃脘胀痛可选足阳明胃经之郄穴梁丘；治颈椎病所致的颈项疼痛不适，常取手足太阳经之郄穴养老、金门，与足少阴肾经太溪表里相配；治咳血取手太阴肺经之郄穴孔最；治妇科常见病痛经，常选肝脾经的郄穴中都和地机，疏肝健脾、调经理血以止痛，等等。

标本双郄法源于周楣声重订的清代周树冬遗稿《金针梅花诗钞》，即在表里阴阳经上同时选用郄穴作为阴阳主客标本补泻之用，以治疗表里同病。如肺与大肠同病时，表现为手太阴之阴气有余、手阳明之阳气不足，治疗时以泻肺经之郄穴孔最为本，配合补大肠之郄穴温溜为客，使阴阳和调而病愈。

（六）八会穴

八会穴（"会"乃汇合也）是人体脏、腑、气、血、筋、脉、骨、髓之精气汇聚之处，是横向聚集效应的体现。除筋会、脉会、髓会在肘、膝关节以下之外，其余八会穴分布在躯干部，为临床诊治脏、腑、气、血、筋、脉、骨、髓综合性病证提供了简易化的选穴处方思路。

脏会章门、腑会中脘分别是脾、胃的募穴，为什么？因脾胃属土，土生万物，乃后天之本，是五脏六腑气血精微的来源，五脏精气从脾转输而来，六腑精气从胃转输而来，直接影响脏腑的功能；另外，募穴又是脏腑气机之募集处，与脏腑直接相通，故取脾胃之募穴为脏腑之会穴。

膻中处胸部正中，属上焦，内藏心肺，为心包络经气聚集之处，是任脉、足太阴经、足少阴经、手太阳经、手少阳经的交会穴，又是人身之气与天之大气汇集交流之处，宗气聚会之处，与气的关系十分密切，故为气会。如《灵枢·海论》曰："膻中者，为气之海。"又《难经·四十五难》曰："气会三焦外，一筋直两乳内也。"现代医学研究证实，以膻中为主穴治疗呼吸系统、循环系统、消化系统等因气病而致的疾患，临床屡获佳效，正说明气会膻中作为理气之要穴而被临床广泛运用。

血会膈俞属足太阳经，正在膈间，为中上焦之间隔。如《灵枢·决气》云："何谓血？岐伯曰：中焦受气取汁，变化而赤，是谓血。"可见膈间对水谷精微物质和血液的化生有直接影响，故膈俞为血会。如《罗遗编》云："膈俞，足太阳穴，谷气由膈达于上焦化精微为血之处，故曰血会。"

脉会太渊属手太阴肺经。肺主气、朝百脉，为全身气机之所会，加之寸口为脉之大会，而太渊位于寸口，故称太渊为脉会。

大杼与悬钟均位于大骨附近，与骨、髓关系密切。足太阳经穴大杼为骨会，乃因其在柱骨之间，颈、胸、肋骨会于此之故。足少阳经穴悬钟在胫骨上，有丰富的肌肉附着其旁，得气血滋养充分。《灵枢·本输》曰："少阳属肾。"肾主骨生髓，气血旺盛则滋生骨髓，故悬钟乃髓会之处。

筋会阳陵泉属足少阳胆经，一是肝主筋，十二经筋循筋膜，受益于肝；二是肝胆表里相合，经筋的循行与卫气密切相关，卫气为阳是也。临床凡源于筋之病而致的肢体关节伸缩不能等症均可取阳陵泉治之，以舒筋利节。

八会穴的临床运用特点：一是以治脏腑虚证为主，如治疗人体 8 个方面的疾病，凡脏腑之气虚弱或精气不足所致的病症，均可取章门；若为外邪引起的脏腑病属实证者，一般不用。二是治虚热证，如中气不足而致阴火亢旺证可取脏会章门、腑会中脘，骨蒸劳热证取髓会悬钟等。若为外热、实热证则慎用。三是多作配穴使用。

（七）八脉交会穴

我们知道，十二经脉与奇经八脉都属于经脉的范畴，但又是两个不同的体系。怎样将两者连接起来呢？正是八脉交会穴！八脉交会穴由金元窦默得于宋子华之手，又称"窦氏八穴"。

八脉交会穴横跨两个系统，起到一个沟通和桥梁的作用，故此八穴既能治奇经病，又能治十二经脉之病。临床发现，手足各四穴有全息相应的关系，在部位上相互呼应、功用上互补，起到协同配合的作用，故常常采用上下相应的配穴法。如歌诀所述"公孙冲脉胃心胸，内关阴维下总同。临泣胆经连带脉，阳维目锐外关逢。后溪督脉内眦颈，申脉阳跷络亦通。列缺任脉行肺系，阴跷照海膈喉咙"，是古人长期临床实践的总结。

为什么八脉交会穴之间有 4 对腧穴上下两两相关呢？其因有四：一是八脉交会穴所属的正经与奇经八脉相通；二是八脉交会穴的相应穴位所属经脉功用接近（包括循行部位）；三是历代古籍记载，八脉交会穴的相应穴的功用、主治接近，如《针经指南》中所载公孙与内关有 10 个治症完全相同、有 9 个治症基本相同，占公孙（总 27 症）的 70.37%、内关（总 25 症）的 76%；四是所谓相交穴主要是全息相应的原因，如内关与公孙，从全息的角度上看，其位置十分接近。

可见对于八脉交会穴，虽然其经脉的"相交"并不是直接相交，也不是经脉气血相通，而是互相关联，但手足各四穴在部位上相互呼应、功用上互补，可达到协同互助的作用，故在临床运用中力量更强，效果更佳。

足少阴肾经之照海通阴跷，足太阳膀胱经之申脉通阳跷，此两穴建立了阴阳跷与肾经、膀胱经的联系。"跷"者足跟也，阴阳跷脉分别起于足跟之内外，止于或经过目内眦，所以凡与足跟的运动和眼睛的开合有关的疾病都以调理跷脉为要，临床上失眠、嗜睡、足内外翻等，可取申脉与照海相配治之；正因为后溪通督脉，所以颈椎病常常取之，正如《灵枢·杂病》所云"项痛不可俯仰，刺足太阳；不可以顾，刺手太阳也"。

阴阳维脉之"维"有维系、联络之意，即阳维脉联络各阳经，与阴维脉共同起溢蓄气血的作用。《难经·二十九难》云："阳维维于阳，阴维维于阴，阴阳不能自相维，则怅然失志，溶溶不能自收持。阳维为病苦寒热，阴维为病苦心痛。"故通阳维之三焦经穴外关常治外感恶寒发热，通阴维之心包经穴内关治心悸病等。

（八）下合穴

下合穴是六腑之气下合于下肢足三阳经的腧穴，故又称"六腑下合穴"。如《灵枢·本输》指出："六腑皆出足之三阳，上合于手者也。"并称之为"下腧"。显然，下合穴实际就是腑气下达之处，与六腑有直接联系，如有人将下合穴比喻为六腑的直通车。

足三阳经从头走足，循行至下肢，其本经之"合穴"（五输穴之一）正处于膝关节附近，与膀胱、胃、胆相通，故其"合穴"就是下合穴。手三阳经从手走头，不循行至下肢，其经脉"合穴"在上肢，而六腑的位置偏下，为了能与腑气相通，故针对手三阳之大肠、小肠、三焦在下肢另设下合穴。其中，大肠、小肠与胃一管相通，胃乃六腑之长，故大肠、小肠的下合穴置于足阳明胃经上，正如《灵枢·本输》所载"大肠小肠皆属于胃，是足阳明也"。而三焦为决渎之官，司水道，与足太阳膀胱经属水、主藏津液关系密切，因此将三焦经的下合穴设于足太阳膀胱经上。这又称借经设穴。

五脏为什么不设下合穴？因为足三阴经在下肢已有合穴，为五输穴之一，而手三阴经所属脏器心、肺、心包位置在上，与下肢距离较远，故不必在下肢设下合穴。既然没有下合穴，是否可以设上合穴呢？手三阴经的经脉较短，经气的代表点，即腧穴已经颇为密集，故设上合穴没有任何意义。

下合穴在《黄帝内经》中有明确的主治功效，即"合治内腑"。但临床很多针灸医师将"合治内腑"之"合"误认为是五输穴之"合穴"，实际上是指下合穴之"合"。这是有依据的，如《灵枢·邪气脏腑病形》曰："黄帝曰：荥输与合，各有名乎？岐伯答曰：荥输治外经，合治内腑。黄帝曰：治内腑奈何？岐伯曰：取之于合。黄帝曰：合各有名乎？岐伯答曰：胃合于三里，大肠合入于巨虚上廉，小肠合入于巨虚下廉，三焦合入于委阳，膀胱合入于委中央，胆合入于阳陵泉。黄帝曰：取之奈何？岐伯答曰：取之三里者，低跗；取之巨虚者，举足；取之委阳者，屈伸而索之；委中者，屈而取之；阳陵泉者，正竖膝予之齐下至委阳之阳取之；取诸外经者，揄申而从之。"可见，下合穴与原穴一样，都可治疗内脏病。那么二者有什么区别呢？从其穴性来看，原穴治疗脏腑元气亏虚所致之证，下合穴治疗脏腑功能紊乱所致之证。

如颈椎病是临床常见的疾病，随着低头族的日益增长，发病率日渐增多；针刺治疗时，只要患者颈部有颈横纹，一般在辨证取穴的基础上加足三里穴。为什么？临床观察发现，此类患者多为痰湿体质，亦符合凹陷之处乃水湿趋下所致，正是《素问·生气通天论》所谓"湿热不攘，大筋缓短，小筋弛长，缓短为拘，弛长为痿"之颈椎病的症状。足三里是胃的下合穴，足阳明经之循行从头走足，故取足三里因势利导，旨在引湿向下，达燥湿化湿之目的。所以，我们必须明白下合穴与合穴的不同，"所入为合"之合穴是经脉之气汇聚入里之处，以调整经气为主，故我们称之为经脉之合穴；而下合穴称之为六腑下合穴，一目了然其穴在"下"，却直通六腑，以直接调整六腑功能为主，与中医"六腑以降为顺"不谋而合。

三、腧穴的特性

自唐代医家孙思邈在艰辛中偶然发现"阿是穴"以来，人体的腧穴就有不断发现和扩展的趋势，但在所有腧穴里，总归还是以十四经脉上的腧穴为主体，因为它们充分体现了腧穴—经脉—脏腑内外相应三位一体的紧密联系，也为中医内外协调统一的整体观奠定了扎实的基础。这是一个具有立体的、多向性的通道，而且呈现放射性的多重联系的点。

在这个群体中，除特定穴外，大部分还是普通的腧穴，分布在十四经上。每一条经脉上的腧穴都有其自身经脉的烙印，共同主治着这一经脉的病症，但是每一个腧穴又有它的个性和独特性，就像一母生九子、九子各不同一样，所以全身每个腧穴都是独一无二的。奇穴和阿是穴自不必说，奇穴是因作用奇特又单一而命名，阿是穴是"以痛为输"而无定位的腧穴，那十四经穴呢？

在针灸学的教学过程中，尤其是讲到"经络腧穴各论"部分时，常常思考的是怎样让学生更好地记忆并掌握十四经脉 362 个经穴，而且又能熟练准确地运用到临床中去。纵观所有针灸学的教材，我们不难发现都是相同的体例，即每条经脉之下是该条经脉所属的腧穴，每个腧穴之下包括定位、解剖、主治、操作四个部分，可是同一经脉的腧穴主治多有相似之处，给学习者对腧穴的记忆带来很大的困惑，也给临床医师精细化治疗选穴处方带来了疑虑，因此在腧穴共性的基础上，挖掘每个腧穴的内涵及特性很有必要也至关重要！我们将从腧穴本性开始，寻找通关密语而走进它们的世界，去探索腧穴的奥秘。

到底什么是腧穴的本性呢？腧穴本性就是古人赋予腧穴"与生俱来"所具备的东西，不需要任何附加的条件，比如腧穴的命名、腧穴所处的位置以及某些腧穴自身的特定意涵等等，即体现在腧穴的内涵性、遥联性、双向性、全息性、特异性、层次性、协同性、整体性、放大性和时间性等方面。

（一）内涵性

中医是中国传统文化的一部分。考古资料证实，汉字发明于大汶口文化早期，距今已有 4000 年以上的历史。《荀子》《吕氏春秋》等古书记载黄帝时仓颉造字，汉字起源于图画。在文字产生的早期阶段，象形字的字形跟它所代表的语素的意义直接发生联系，这与古人朴素的和直观的本性是有关联的。如三横一竖的"王"字，所代表的意义是，三横表示天道、人道和地道，一竖表示通达天道、人道和地道之能力，即只有通晓天道、人道和地道的人，才能称"王"。因此，探究文字的形态对理解文字的内涵是有帮助的，正如著名红学家周汝昌教授所说，咬文嚼字是中国传统文化的最高境界，汉字是人类最高智慧，也是中华文明的标志。于是要探索中医药的奥秘必须从文字开始。唐代大医家孙思邈曰："凡诸孔穴，名不徒设，皆有深意。"所以腧穴的命名提供了多方面的信息，如阴阳陵泉、手足三里、头足临泣分别直截了当地告诉我们在内在外、在手在足、在头在足之不同；又，少商为手太阴肺之井穴，太阴阴盛，此穴连接手阳明，"少"为阴中生阳之状，肺金五音从"商"是也。

不仅仅如此，腧穴名字所隐含的内容丰富到涵盖功能信息，可以指导临床选穴治疗。如手阳明大肠经合谷穴，为什么叫合谷？"合"之本义为"关闭"，多引申为"融合"。《素问·气穴论》曰："肉之大会为谷。"故合谷乃大肉汇聚之处。"肉之大会"不是我们平常认为的臀部或大腿的肌肉，而是指手背虎口处，即第 1 掌骨与第 2 掌骨之间隆起的肌肉。试想，在中国古代，人们宽松的长袍马褂下，臀部或大腿是见不到的。《素问·玉机真脏论》所载"大肉陷下"是预后死期的一个重要的条件。曾经带着学生去医院的ICU观察危重患者，发现这些濒临死亡患者的合谷处的肌肉都是塌陷的、没有弹性的，所以我们既可以通过合谷处肌肉的丰满度、弹性度判断疾病的预后，又可以通过经常按压合谷改善人体的后天之本以调整人体的免疫功能，适用于素体虚弱、平时容易感冒以及慢性病免疫力低下的人。记得治一食管癌术后女患者，50余岁，来时见患者瘦骨嶙峋貌，招呼学生视其合谷处，见皮肉分离、局部塌陷，典型的"大肉陷下"之状。经过半年的针药并治，临床症状均改善，尤其是合谷处的肌肉明显丰满了，人也长胖了，体重也增加了。

对于足阳明胃经之四白，"白"者明也，"四"者四方广阔之意。是穴阳明精气直达目中，使目明光四射，故名。四白，临床治疗视物不明之近视有特效。梁门之"梁"同粱。《素问·通评虚实论》曰："甘肥贵人，则高粱之疾也。"胃为水谷之海，此穴乃行消膏粱凝滞之门户，故用于胃脘胀闷不舒者。

至于足太阴脾经之公孙：一则"公"是年老的尊称。"孙"，如《说文解字》曰："子之子曰孙。"《灵枢·脉度》云："经脉为里，支而横者为络，络之别者为孙。"公孙即祖孙之意。二则"公"亦正直之意，旁系皆可称"孙"，亦有曲细之意（为孙络、孙脉）。足太阴之正经如公，别走阳明之别络如孙，正经与络脉在此分行，正为公孙之义也。三则如杨上善曰："肝木为公，心火为子，脾土为孙。穴在公孙之脉，因名公孙也。"故公孙疏肝气以宽胸，健脾气以化痰，清心火以除烦。临床对于肝气犯胃所致之胃脘痛、泛酸、打嗝及肝火扰心之心烦失眠等，均可采用。正如《针灸甲乙经》所言："实则肠中切痛，厥，头面肿起，烦心，狂，多饮不嗜卧，虚则鼓胀，腹中气大满，热痛不嗜食，霍乱，公孙主之。"

再如攒竹之"攒"乃聚也。聚什么呢？中医认为"头为诸阳之会"。我们说阳气聚集于上，才能眉清目秀。"竹"是植物名，叶脉平行。因属足太阳经之穴，所以攒竹通过收集阳气，治疗阴寒所致之头痛、目视不明等症。至阴乃足太阳膀胱经之井穴，至者到也、极也，阴者指足少阴肾经，是穴有阳极生阴、动极生静之意，故临床对胎位不正者有转胎之效。

再看手太阳小肠经之听宫、养老。何谓听宫？耳为听之窍，听者聆也，五音之首为宫。《灵枢·官能》曰："聪耳者，可使听音。"故听宫可启听闻音。养老，顾名思义可"养老"，临床理所当然可治老年病、抗衰老，非其莫属。正如《金针梅花诗钞》养老条曰："老来两目渐昏花，肘臂酸疼又带麻。养老穴真能养老，腕边锐骨缝为家。"曾针刺养老穴治一年逾六旬老者之急性腰扭伤，以腰部疼痛剧烈、活动受限为主症，临床获效甚捷。养老为手太阳小肠经之穴，同气相求，可以疏通足太阳膀胱经气血，边动边刺以调动经气，可达到疏散气血、"通则不痛"的目的，正契合"肝肾已虚，气血不足"之病机。

至于足少阳胆经之头、足临泣，"临"者，治也；"泣"通涩，即涩滞不利也。可见此两穴均有开堤决塞之功，所以能疏肝解郁、理气止痛，临床凡见凝滞郁塞所致之头目眩晕、胁痛、乳胀不适、耳聋耳鸣等，均可治之。

三阴交是 3 条阴经交汇的穴位，即肝、脾、肾 3 条阴经相交汇的点。曾经有一位外国学生问："老师，这个相交是立体交还是平面交？"多么尖锐而又有内涵的问题！这就是中国学生与外国学生的差别，兴许是不同人种或不同文化背景下思维方式不同所决定的。根据我们实验研究的结果，三阴交就是一个肝、脾、肾 3 条阴经立体交汇的穴位。搞清楚这个问题有什么临床价值吗？有，而且很重要！每个穴位分为天部、人部和地部，根据肝、脾、肾 3 条阴经的循行位置，不同的深度所主的疾病是不同的，治肝者取至天部，治脾者取至人部，治肾者取至地部，这决定了针刺定位的深浅，对临床来说是很有意义的。

每遇救急时，掐"人中"是老百姓都知道的常识。为什么？因为人中穴是奇经八脉中任督两脉的交汇穴。那么，何谓"人中"？人乃位于天地之中也，故名。其位上应于鼻，主呼吸，吸收天之精华；下应于口，主受纳，接受地之精华。当人体阴阳离决导致昏厥或休克时，人体呈现"否"卦的状态，而掐"人中"正是沟通天地之阴阳，使阴气向上、阳气向下，人体从"否"卦转向"泰"卦，进而达到阴平阳秘的状态。

所以挖掘腧穴命名的内涵是解读腧穴特性的捷径之一。

我们常常说，学习任何一门学科要想达到事半功倍的效果，都应找到合适的方法，正如开启宝藏之前必须通晓阿里巴巴的密语一样。中医药学科孕育于中华传统文化的深厚土壤中，只有从"根"上去挖掘才能通达上下四旁。什么是根？"根"就是中华传统文化的源、汉字的内涵。

（二）遥联性

遥联性是指腧穴与距其较远的病位能遥相呼应。上病治下、下病治上的选穴原则即体现了遥联性。它有两个特点：

一是远端腧穴与脏腑相连。这是一种没有经脉关系的相连，我们称之为短线，即直接联系。"五脏有疾，当取之十二原"的原穴和"合治内腑"的下合穴等，虽位居肘膝关节及以下，但临床广泛用于治疗脏腑疾病，如手太阴肺经之原穴太渊治肺气虚所致的各种慢性呼吸系统疾病，足阳明胃经之下合穴足三里主治腑疾导致的各类腹部不适。

二是远程穴治远程病，包括循经和非循经两部分，可以达到直接效应性的功能。如临床取足厥阴肝经之太冲治目胀痛，就是通过经脉相连所起的作用，也是循经取穴；那么，取足少阴肾经之涌泉治口腔溃疡，就是非循经相连的关系。

（三）双向性

所谓双向性，是指某些腧穴有使机体趋向稳态的功能，针对阴阳失调所致的病证，达到阴平阳秘的目的。如《灵枢·根结》指出："用针之要，在于知调阴与阳。"

双向性体现在多方面，即症状上的双向性、病机上的双向性、病性上的双向性和治法上的双向性。从症状来说，如无论腹泻或便秘，都可取足三里；从病机来说，不论虚实，都可取同一个腧穴，如"肚腹三里留"表明，足三里既可治虚证的腹痛，又可治实证的腹痛；从病性来说，不论寒热，都可取同一个腧穴，如大椎，临床阳虚所致之病证可取之，发热症亦可取之；从治法上看，无论针刺还是灸焫，都可在腧穴上体现补泻两种作用。因此，充分发挥腧穴多元化的作用，可以扩大腧穴的治疗范围。

（四）全息性

"全息"一词，来自于拉丁词汇，特指一种技术。实际上，全息是指生物体每一相对独立的部分，在化学组成的模式上与整体相同，是整体成比例的缩小，即局部是整体的象征。

人体亦是如此。全息性在腧穴的研究中又称腧穴的全息率。从发现耳穴的分布如倒置的胎儿，到后世发展的头针、眼针及腕踝针等，都是人体全息性的体现。其实，八脉交会穴中的列缺通任脉和后溪通督脉不正是全息的写照吗？古人从这里告诉我们的是，手太阴经与任脉、手太阳经与督脉的相应性，这也是古代医家经过长期的临床观察与实践后总结的。

20世纪80年代，上海的刘立公运用计算机对《针灸大成》所载病案进行整理归纳，发现明代医家杨继洲治病取穴的规律具有全息性；以双手合十的手掌为例，拇指与小指侧分别代表人体的前面与后面，手指的末端代表头部。如临床取少商治鼻疾、取鱼际治咽喉病、取后溪治颈项部疾病，以及取井穴治脑部疾病等等。再如临床对于外感引起的以咽喉疼痛、吞咽困难为主要表现的病症，常在手太阴肺经的鱼际穴或附近寻找压痛点而刺，往往收效甚捷。

根据《洁古云岐针法》中的大接经疗法发展的全息相应法，临床治疗中风偏瘫已获良效。大接经的实质，现在看来与刘立公论腧穴对应、修瑞娟论头手微循环有异曲同工之妙。

实际上，《肘后歌》所载"头面之疾针至阴，腿脚有疾风府寻。心胸有病少府泻，脐腹有病曲泉针。肩背诸疾中渚下，腰膝强痛交信凭。胁肋腿痛后溪妙，股膝肿起泻太冲"，充分体现了上与下、心胸与手、脐腹与足、肩背与手、腰膝与足的全息对应规律，这也是腧穴远治作用的体现。

国外学者研究发现，上肢与下肢之间存在着相关性，如日本的吉元昭治将其称之为"手足相关"，同时还指出肩与臀、肘与膝的相关性等。近现代我国逐渐形成的微针体系包括耳针、头针、手足针、鼻针、眼针、腕踝针、腹针等，都是局部与整体相关的体现，无不印证了人体全息性的表现。

（五）特异性

在 362 个经穴中，腧穴的同质性表现在同经脉、近部位、同类别上。临床甄别普遍性自然不必说，然而怎样在同一条经脉、相近部位及同类腧穴中同中求异寻找腧穴的特性才是精细化选穴的重点，这就是腧穴的个性化或其特性。

1. 同经脉腧穴的特异性　所谓经穴就是十四经脉上的腧穴，它们就像分属在 14 个属地的群体一样，归属不同自然功能不同，所以不同经脉上的腧穴之间本身就具有特异性。比如手太阴肺经共有 11 个腧穴，属肺络大肠，故它们除主治肺与大肠的疾病外，同时负责肺经循行路线的病症，正如中医所说"经穴所过，主治所及"。其他经脉同理，但是它们之间有什么个性化的区别呢？这就是我们要在同一条经脉的腧穴上寻找腧穴特性的原因。

如手太阴肺经腧穴尺泽、太渊和列缺均可治疗肺系病症，但三穴的区别何在？"尺泽"乃肺经的合穴，是经气汇合之处，属五行中的水，具有宣肺清热、降逆平喘的作用；"太渊"为肺经的原穴（"原"为原始之意，人体的原始之气为元气），故太渊具有储藏肺经元气的作用，可补益肺之元气，当慢性肺系疾病损伤肺之元气的时候，可取其针刺；"列缺"有宣上通下之妙。列缺在哪儿呢？按教科书说，列缺在前臂桡侧缘，桡骨茎突上方，腕掌侧远端横纹上 1.5 寸，当拇短伸肌腱与拇长展肌腱之间。简单地说，两手虎口自然平直交叉，一手示指按在另一手桡骨茎突上，指尖下凹陷中即是列缺（图 4）。

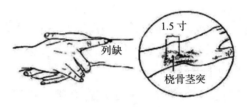

列缺
1.5 寸
桡骨茎突

图 4 列缺

列缺属手太阴肺经之络穴，通阳明，具有宣肺止咳的作用。临床每遇咳嗽之症均针刺列缺，屡试不爽。记得有一位食管癌术后的老太太，只要一咳嗽必来针刺，每次一针列缺，咳嗽必愈。当然，针刺的关键是注重腧穴的位置和针刺的方向，记得每次针列缺时，都要提醒学生："穴名为何叫列缺？注意用手摸到缺口的地方，根据辨证决定顺经刺还是逆经刺很关键。"

列缺乃肺之络穴。所谓"络"，乃联络之意。联络什么呢？就是联络其相表里的手阳明大肠经。所以，列缺虽在肺经属阴，却能治疗诸阳之会的头部疾病，正如众所周知的《四总穴歌》之"头项寻列缺"。

临证灵活运用列缺可治疗多种疾病，如根据"肺为水之上源"治水肿等而获佳效。记得以《灵枢·热病》的"去爪方"加列缺治愈一位以"尿频、尿急、尿痛"为主诉的泌尿道疾病患者。

我们知道，"去爪方"由大敦、照海组成。大敦乃肝经井穴，根据"肝经绕阴器"的循行走向，凡男女生殖器疾病，皆可从肝论治，且肝经井穴属木，具有疏泄开窍通经之功；照海属肾经穴位，又为八脉交会穴，通阴跷，具有滋阴补肾、通调二便之效。那么，用列缺何意呢？其实列缺在此有两个含义，一是其乃"八脉交会穴"，通任脉，而任脉起于胞中，下出于会阴，经阴部，与肾经之照海上下相配，故能金水相生，滋养肾阴；二是清代陈念祖《医学三字经》指出"上窍通，下窍泄，外窍开，水源凿"，正如一个装满水的水壶，上面的盖子很紧，倒不出水，如果将上盖一揭开，水自然倒出来了，体现了下病治上之意，这就是中医"提壶揭盖"法，与刘完素创倒换散治癃闭有异曲同工之妙。

再如灵道、通里、阴郄、神门四穴，因属手少阴心经，所以均有宁心安神之效，但是差别在哪儿呢？灵道之"灵"乃神灵之意，"道"者通行之道路，故刺之可开神妙之道也。心主言，因暴喑而导致的口不能语可取灵道治之。通里之"通"有通达、通畅、贯通之义，《易·系辞》有云"往来不穷谓之通"，"里"者理或里也，故其穴以通为治，即通而理之也。临床凡因涩滞抑郁所生之诸症均可取通里治之，所以对于痴呆，刺之则神明通达而使察物辨微之聪恢复。阴郄是心之气血聚会的空隙之处，治心血闭阻之心痛不适有效。神门即心神出入通达之门，如《论衡》有云"阳气导物而生，故谓之神"，而心为阳中之太阳，心阳为人身之本原，故该穴为心之原穴，亦是心阳通达之所，具有镇静安神、宁心通络之功，凡因心主神志失职所致神不守舍之心悸、不寐、癫狂等均可刺之。中国工程院院士、国医大师程莘农的程氏安眠方中，神门正是从治神的角度成为方中 3 个主穴之一。

诸如此类，每条经脉上的腧穴在共性的基础上，都是有其个性的，这就告诉我们充分发挥腧穴的个性是精准选穴的关键。

2. 相近部位腧穴的特异性　"腧穴所在，主治所及"是腧穴近治作用的依据，如时下流行的"我的地盘我作主"。正是因为这样体现了腧穴的有效性和简易性，所以部位相近的腧穴具有相近的作用是显而易见的，如头部腧穴可主治头部疾患、胸腹部腧穴可主治胸腹部疾患，等等。但是它们的差异性表现在哪儿呢？

如睛明、承泣、瞳子髎均位于眼部周围，显然它们都可治疗眼部疾病，但是它们之间有没有差别呢？回答是肯定的，而且往往细微的差别决定了临床疗效的好坏。睛明为足太阳、手太阳、足阳明、阴阳跷脉五经之会，脏腑精华达此则目明，又近于目，刺之能使精聚，诸疾除而复明。至于足阳明胃经之承泣，泣者泪也，目为出泪之所；承者，下载上也，穴在目眶之下缘，下载上治目疾，故名。承泣治疗阳明热盛所致之迎风流泪等。瞳子髎属足少阳胆经，又是小肠经、三焦经之会穴，其中瞳子指瞳孔，目之精华所在，属肾，肾主骨；髎，骨之郄也，故名。瞳子髎可升少阳之气以祛风疏肝明目。

腕关节部的腧穴，如内侧面的太渊、大陵、神门，除了可治腕关节的疾患外，因分属不同的经脉，手太阴肺经之太渊可补益肺气，手厥阴心包经之大陵可清心泻火，手少阴心经之神门可调养心神。

诸如此类，提示我们应关注腧穴之间的横向比较。

3. 类同腧穴的特异性　所谓"类同"是指在腧穴命名、腧穴作用等方面的类同性，这种类同体现了一定的同质性。

从腧穴命名的类同看，如风字穴，即以"风"字命名的腧穴，如风府、风门、风池均位于人体的头项及上背部，正如《黄帝内经》所云"伤于风者，上先受之"以及金元四大家之一李杲所云"高巅之上，惟风可到"。中医认为，风为百病之长，为阳邪，易袭阳位，故祛风之腧穴均在上部，祛风散寒则可护卫阳气，正如古人有"神仙也怕脑后风"之说。但因其分属不同的经脉又有其独特性。风府是督脉之穴，而督脉为一身阳脉之海，所以风府具有温阳祛风的作用，适用于阳虚感受风邪之病证。风门乃足太阳膀胱经的腧穴，而太阳为巨阳，阳气量大，足以敷布全身体表，成为人体之藩篱，起到防御外邪的功能，故风门如挡风之门，具有祛风散寒的作用，主要适用于外感风寒之疾。风池，如《针灸指要一本通》言："池指浅，风邪窝积之处，因其为头部主要受风之处，凹型似池，故名。"又《针灸甲乙经》曰："足少阳、阳维之会。"而阳维主一身之表，少阳为小阳、初升之阳，蒸蒸日上，对全身有温煦、长养和促进的作用，且少阳主枢，其枢机的畅达关乎表里内外气机的畅达，故风池具有益阳行气、疏风透邪的作用。

风池侧重于治疗风寒表实证或鼻腔疾病，有祛风散寒、宣肺解表、宣通鼻窍之效。如平刺透风府 1.5～2 寸，侧重于治疗头项强痛、颈椎病、耳鸣等，有祛风止眩、开窍醒神之功。如元代《玉龙歌》曰："偏正头风有两般，有无痰饮细推观，若然痰饮风池刺……"明代杨继洲注解："风池刺一寸半，透风府穴，此必横刺方透也。"当然，临床中风字穴也可配合使用，对祛风的效果更佳。

还有如神字穴，即含"神"字的腧穴，如神门、神庭、本神均有安神镇静的功能。但手少阴心经之神门具有养血安神之功，针对血不养神之失眠、心悸等有效；神庭属督脉，具有温阳壮督以安神之功，针对阳虚神不守舍所致之证；足少阳胆经之本神可升提少阳以安神，针对情志不畅所致之精神抑郁之证。带"水"字的腧穴，如水分、水道、水泉均有利水的功效。但水分属任脉，而任脉乃阴脉之海，故其和中理气、分利水湿，可治阴水水肿及全身水肿；足阳明胃经之水道，具有燥湿利水之功；足少阴肾经之水泉，基于肾乃水脏，主气化，故有温肾化气以利水之功。

另外，天字穴、门字穴、冲字穴、头字穴、足字穴等都既有共性，也有每个穴位的个性。

另外，还有作用类同的腧穴，如血海与膈俞。其中，血海又名血郄，乃气血之所归处，正如《淮南子》所云"百川异源而皆归于海"。而膈俞是八会穴之血会，正如《罗遗编》所云："膈俞，足太阳穴，谷气由膈达于上焦化精微为血之处，故曰血会。"可见两穴均与"血"有关。血海属足太阴脾经，脾为气血生化之源。如《灵枢·决气》曰："中焦受气取汁，变化而赤，是谓血。"脾又主统血，所以血海具有化生和固摄气血之功。膈俞位于上、中焦之间隔（水谷精微从中焦化生之后，上输于肺，经过膈间，故其对水谷精微物质和血液的化生调整有直接影响），属足太阳膀胱经，具有温阳化瘀之效。故临证血虚证取血海，血瘀证取膈俞。

人体之丹田上乃膻中、中乃中脘、下乃关元，均属任脉。其中，膻中为气之会，气数之要也（气数代表着人的寿数，中国人重视气数由来已久），所以此穴可益气调息；中脘为腑之会，腑气以通以降为顺，故中脘可通降腑气，腑气得降，则浊气得下，清气得升；关元者关闭元气之所，元气是人体的原动力，故关元大可充养元气，小可调治男女生殖之疾。

可以看出，中医宏观、模糊之中包含着微观、清晰的概念，这种同中有异、异中有同的特点正体现了中医的整体性。

（六）层次性

层次性是针对腧穴深度及功效的相互关系而言，最早源于《黄帝内经》，认为腧穴在不同的深度可表现出不同的作用，分别从治疗目的和治疗手法上表达了层次性内涵。如《灵枢》中多次提到的"三刺"，即一刺出阳邪、二刺出阴邪、三刺出谷气，就是从针刺深度上揭示针刺的层次不同则达到的目的不同。如阳邪犯人，病程不长，邪在表浅，针刺腧穴的浅层即可获效；若阳邪转阴或病程较长，邪气深入，针刺应入腧穴的中层；若正气已虚，病情缠绵，病邪已深，则针刺腧穴深层方可取得满意疗效。

《灵枢·官针》所载五脏刺法中，半刺、豹文刺属浅刺法，浅以应心肺之气；关刺、合谷刺已入中层，中以应肝脾之气；输刺属深刺法，深以应肾之气。如临床发现，运用合谷刺的方法针刺肩髃治肩凝症，比一般刺法明显提高了治疗效果。同时，针刺复合手法烧山火治寒证、透天凉治热证也正是通过在腧穴的不同层次行手法以达到补或泻的效果，相对于一般补泻手法可获得更满意的结果。

历代医家在此基础上多有论述和发挥，如金元四大家之一的李杲从脾胃角度创立的东垣针法对后世针灸影响颇大，其中导气法主张深刺至腧穴"地部"以出谷气，旨在健中州、强后天。

近代有学者对三阴交、内关等穴作了层次性研究，如根据经络循行的深浅层次和经脉相交的相互关系，发现三阴交的浅、中、深层分别主治肝脾病、脾病和脾肾病，所以在针刺三阴交时应有针对性。而根据神经分布学说，发现内关浅层是皮神经、中层是正中神经、深层是骨间神经，所以针刺内关的不同层次将会出现不同的效应。

（七）协同性

每个腧穴都有多种功效，但腧穴功效发挥方向由多种因素控制，如腧穴的配伍、针刺的手法及腧穴五行的属性等等，体现了腧穴之间的协同性。

配伍不同则腧穴功效不同，如合谷与太冲相配称开四关。如金元时针灸家窦默的《标幽赋》云："寒热痹痛，开四关而已之。"两穴一上一下、一气一血、一阳一阴、一升一降，相互制约、相互依赖、相互为用的关系，使升降协调，阴阳顺接，共奏调理脏腑、平衡阴阳、通达气血、平肝息风、祛风止痛之功效，在临床具有广泛的用途。而合谷与三阴交、合谷与复溜均为上下相配，但前者以治血证为主，在妇科疾病中常用；后者以治汗证为主，无论多汗还是少汗均有效。

腧穴的配伍是组成针灸处方的基本单位，如同中药配伍中的相须、相使可增强单味中药原有的疗效或提高主药的疗效。正如古人所云"同类不可离也"或"我之佐使也"，腧穴之间具有认同性，互相之间的作用可强化，如十二经腧穴左右对称，左右同名腧穴就有认同效应，虽然同侧取穴可治同侧疾病，但临床发现，取对侧腧穴治疗的效果更佳，因此诞生了巨刺或缪刺法。西医学多从神经交叉角度解释交叉取穴的现象，但从腧穴本身来说，应该是同名穴高于同侧穴的认同感，所以在一般情况下不需要双侧同名穴同时针刺照样可以达到预期的效果，这样可精简腧穴，并减少腧穴的刺激。

当然，同样的配伍，针刺手法的不同，腧穴所表现出来的作用不一样。比如，合谷与三阴交相配治血证，若泻合谷、补三阴交则养血和血，因气郁化火，火盛则伤津，故泻合谷在于使郁热出而保津液，补三阴交在于激发脾之生化之源；若补合谷、泻三阴交则活血化瘀，因合谷乃手阳明大肠经原气留止之处，补之则原气旺，气旺则生津，津充则血足畅，而三阴交乃肝脾肾3条阴经交汇之穴（肝主藏血，脾主统血，肾藏精、精血同源），泻之在于使血行畅通。所以临床根据辨证适当选用，效果斐然。

（八）整体性

整体性是指腧穴相互间具有整体协调作用，包括排斥性和认同性。所谓排斥性，是指不恰当配伍腧穴或过多应用腧穴时，出现互相排斥的作用而影响临床疗效的现象。所以临床针灸治疗时，切忌面面俱到而每次取穴过多。

针灸界曾有人提出每次针灸不宜超过 8 个穴，超过 8 个穴后，其相互间就可能出现排斥作用，从而影响疗效。这种认识有一定道理，但以不超过 8 个治疗方向为妥，如治咳嗽时可有宣气、散气、降气、通气、开气、补气、和气、敛气等方向，有时一个方向的治疗可取 2 个以上穴位，如补气用膻中、百会，甚或加气海、中脘等，这就可能超过 8 个穴位，但这时的协同性仍然超过排斥性，所以没关系，当然以不超过太多为好。

所谓认同性，是指穴位之间能互相加强功效。如十二经腧穴左右对称，左右同名腧穴就有认同效应。虽然同侧取穴均治同侧疾病，但治疗对侧疾病的巨刺或缪刺法却临床应用更广，疗效更佳。对于交叉取穴，虽然有人从神经交叉角度进行解释，但从腧穴的角度来说，这是同名穴的认同性导致的比刺激同侧穴位效果更好。所以在一般情况下，不需要双侧同名穴同时针刺就可以取得预期的效果。

如《灵枢·寒热病》所载"天牖五部"均具有治疗急性病的特征，如治疗头痛、暴瘖、暴聋、拘挛、癫痫及口鼻出血等病证。所谓"天牖五部"，是指以天牖为中心的 5 个腧穴，即人迎、扶突、天牖、天柱、天府。而清代医家张志聪则认为，"牖"为窗，而五穴位于人体上部，犹如天窗一样，故又称其为天牖，那么天牖就不是指穴位名，而是指人体上部之窗口，具有吸收阳气的作用。

（九）放大性

放大性是指腧穴对针灸刺激有放大的作用。我们知道，针灸的治疗作用是通过腧穴和经络的效应体现的，刺灸对疾病是一种间接作用，腧穴与经络的效应对疾病才是直接作用，因此刺灸是第一推动力，它的作用是激发腧穴与经络，而腧穴与经络的效应是第二推动力，可见第二推动力才是直接推动力。只有恰当的第一推动力，才会出现最佳的第二推动力，而第二推动力是第一推动力的生物性放大。有时我们能见到对腧穴的轻刺激就能获得良好疗效。如治疗长期失眠、精神疲乏，身体虚衰者，选用程氏安神方（内关、大陵、神门），针轻轻刺在皮内就能获效。近年来，有人称"针针倒，病包好"，在某些特殊患者身上确有此事。

由于第二推动力是第一推动力的放大，所以第一推动力的恰到好处至关重要。刺激量的过大过小、刺激频率的过快过慢、刺激次数的过多过少，都可能使第二推动力达不到最佳状态，甚至抑制第二推动力的出现。如近年来针灸界普遍认为，面瘫的刺激量不宜过大，否则不利于面瘫的恢复，可以说，这就是对两种推动力相关的一种认识。所以我们认为，针灸手法的运用不是可有可无，而是很重要。如呼吸补泻可以理解为在第一推动力中加入人体的呼吸频率，以提高第二推动力的一种方法。当然，刺激量的大小目前还没有一个明确的客观标准，它只能体现在医师临床能力高低上，相对来说是一个比较高难的技巧。因此，它是今后科研的一个重要课题。

（十）时间性

时间性是指腧穴在一定的时间（第四维空间）内的变化，也就是指腧穴的最佳疗效时间。针灸的时间性研究自古就有，源于中医天人合一的观念，金元时期称之为子午流注，而子午流注的计算就是寻找腧穴最佳疗效时间的方法。子午流注中的灵龟八法所依据的九宫图，用现在的眼光来看，就是一座古代的模拟生物钟，而用它来寻找人体气血流注的腧穴，临床表明有一定的可靠性。腧穴的时间性主要有以下几个方面：

一是用针时间。临床针灸治疗时间，我们一般遵循三八规律。所谓三八规律是指三个"8"，即一天之内，两次针灸的时间需要相距 8 小时以上；一组固定腧穴处方连续针灸的时间不要超过 8 次，若是每次针灸时腧穴有变动，则不受此限制；每次针灸处方的腧穴数不要超过 8 个或虽超过 8 个，但不超过 8 个治疗方向。

二是捻针时间。首先与捻针次数有关。根据古人创立的生成数（天一生水，地六成之；地二生火，天七成之；天三生木，地八成之；地四生金，天九成之；天五生土，地十成之），一般原则是急性病按生数，慢性病按成数；遵九宫图的数字（心 9、肝 3、肺 7、脾 5、肾 1）进行针刺捻针。其次，急性病捻针时间一般遵循经脉长度和气血循行的速度。经脉中气血运行速度为 3.2cm/s 左右，若牙痛针合谷，合谷在手背，距离牙齿的距离若为 80cm，则需捻针 25 秒左右。

三是留针时间。根据《灵枢·五十营》气血循行周期的时间，每次留针 30 分钟左右，也就是针刺得气后，气血进入调整过程保持 30 分钟，即气血在全身运行一周的时间。或为 30 分钟的倍数，如 1 小时、1.5 小时等。

四是治疗时间，即疗程的确定及针刺的时间。《灵枢·寿夭刚柔》说："形先病而未入脏者，刺之半其日；脏先病而形乃应者，刺之倍其日。"一般来说，急性病需要针灸治疗的时间为患病时间的一半左右，如病程 3～4 天，则针灸治疗需要 2 天左右即可治愈；慢性病需要针灸治疗的时间为患病时间的 1 倍，如病程达半年，则需要针灸治疗 1 年左右，疾病才有可能治愈。当然这是指正确的治疗所需时间，若治疗上出现了偏差，或医师的针灸能力较差，则在以上约定的时间之内不能治愈。另外，一般在两疗程之间停针 2～3 天，以使腧穴有一个修复的过程，避免产生耐针性。

针灸时间根据病情而定，如肢体瘫痪者，肌肉恢复以午后针灸为佳，因下午为阳明主令，而阳明主肌肉之故。

值得说明的是，子午流注中所说的时间穴不是万能穴，而是腧穴在时间条件下的高层次启动。从腧穴本身来说，无论是时间穴或不是时间穴，都有相同的功能，只不过在某时间内疗效最好而已。

总之，腧穴本性是合理性的存在，体现了腧穴的特性，但如何发挥腧穴的特异性是临床选穴的基本思路。在缜密的中医思维和针灸技巧的配合下，充分发挥腧穴的作用是临床疗效的保证。

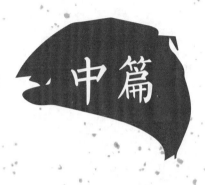

中篇

针灸临床技术

第三章

临床疗效最大化的因素

《易经》曰："形而上者谓之道，形而下者谓之器。"针灸家与针灸匠的区别就在于是用心还是用手。针灸匠只是对针灸技能简单运用的人，而针灸家是能够将没有生命力的"银针"变成有生命力的"神针"的人。1999年，我在英国伦敦3个月的讲学期间，做了一个简单的调查，发现伦敦的上千家中医针灸诊所中，以针灸治疗为主者占90%以上。为什么？大凡选择学习中国传统医学的人，首当其冲地认为针灸是一门简单的技术，1个月或最多3个月就可以一蹴而就，一学就会，一会就针，一针就有效，培养了大量的"头痛治头，脚痛治脚"的医师，导致了中医界鱼目混珠的局面，形成了患者半信半疑的尝试心理，所以在临床上针灸这门技能很容易沦为匠的水平。

记得彭荣琛教授讲过一个亲身的经历。他说，曾有一位大学老师一手捂着一边脸来找他。问其怎么回事，她痛苦地答："牙疼！"问："治没？"答："治了，但没效！"彭教授说："我给您试试针灸？"答曰："好！"当彭教授准备妥当要给她针合谷时，她立马反射性地说："教授，这个穴位已经针过多次了，没效果！"但彭教授仍然镇定自若地说："别动，我试试！"当彭教授边针合谷，边行针时，这位老师逐渐放开了捂在半边脸上的手，惊奇地说："欸，好了，不痛了！"彭教授缓缓地将针拔了出来。"怎么这么神奇啊？"这位老师奇怪地问道。彭教授笑而不答。后来当学生们问为什么的时候，彭教授解释道，针灸与中医内科不一样，内科的医师开完药只要交代一下煎服法就行，至于药的真假、是否道地、是否按规定炮制等等，一概不是医师所能控制的。而针灸医师不一样，从辨证选穴到具体操作的全过程都与医师的用心、技术密不可分，同样一个腧穴如针刺手法不同，或相配的穴位不同，治疗作用完全不一样。对于牙痛的患者，大家都知道针刺合谷，正如"面口合谷收"，但是应该怎样针刺，大家有没有仔细想过？彭教授接着说："刚才我针合谷的时候，大家有没有看到我的手势，右手针刺，左手干什么？左手紧握患者针刺的手指端，以阻止针感向手指的方向传导，这样有利于针感集中于病所，发挥最大的治疗效应。就这么一个小小的动作，产生的效果就大大不一样，这就是针灸神奇的地方！"其实《难经》早有论述，曰："知为针者，信其左；不知为针者，信其右。"因此，针灸是一个细节决定成败的治疗技术，每一个环节都需要用心去体会。那么，针灸临床疗效的最大化到底取决于什么呢？

一、建立"三得"观念很重要

何谓"三得"？即得神、得气、得道。"三得"是针灸临床的 3 项基本功，也是在针灸临床时运用的大战略、大法则。所以，建立"三得"观念是直接与临床疗效密切相关的。

（一）得神为根

记得一位老师说过，如何将手里的银针变成有能量、有良效的"神针"，完全把握在医师的心里。正如国医大师、针灸专家贺普仁说："针法不在针而在手，手法不在手而在心，心法不在心而在空，空中之机，清静而微，其来不可逢，其往不可追。"什么意思呢？告诉我们针灸用心最关键！"心"是什么？中医讲心主神，因此强调的是针刺与神的关系，其实这本身就是《黄帝内经》中一个重要的内容，如《素问·宝命全形论》所云"凡刺之真，必先治神"。

彭荣琛教授也说过，要将无生命信息的金属针，变成带有生命信息的针，其中包括两个方面：一是医师和患者身体所具有的信息能够通过金属针体互相交流；二是通过针法和手法将不能动弹的金属针活跃起来，变成可以产生信息的针。针体上具有这种信息就说明得神了。

得神者，包括医师之神和患者之神，两神契合方可谓得神。举一个很简单的例子，临床上我们可能都有体会，一个针灸医师的精神状态或患者的信任度有时会决定疗效的好坏，听起来似乎很玄，但现实中确确实实存在着，这就是"神"在起作用。

那么什么是"神"？《素问·八正神明论》云："请言神，神乎神，耳不闻，目明心开而志先，慧然独悟，口弗能言，俱视独见，适若昏，昭然独明，若见吹云，故曰神。"说明神具有预感性、独到性、感染性的特点，很微妙，又很实在。所以临床针灸时，专家和普通医师的区别，正如《灵枢·九针十二原》所说"粗守形，上守神……粗守关，上守机"。

那么，针灸临床怎样做到得神呢？

首先要聚神。针上有神的前提是医师要得神。《灵枢·九针十二原》说："神在秋毫，属意病者。"就是说，医师要精神高度集中，将全部思想集中在患者的治疗上。《素问·宝命全形论》说："如临深渊，手如握虎，神无营于众物。"

其次是敛神。也就是用医师的神来制患者的神，主要方法有二：①给予患者一个安静的环境，以使患者思想得以集中。如《灵枢·终始》说："深居静处，占神往来，闭户塞牖，魂魄不散，专意一神，精气之分，毋闻人声，以收其精，必一其神，令志在针。"②用医师的目光控制患者的眼神。《素问·针解》所说"欲瞻病人目"，即可制其神，这就是常说的眼睛是心灵的窗户，心里想什么能从眼睛里表现出来，若患者思想能集中在治疗上，集中在医师的操作上、表现上、形态上，心神就不会散。《灵枢·九针十二原》说："方刺之时，必在悬阳，及与两卫。"

第三是调神。即抓住进针时机和采取适当手法。如《素问·宝命全形论》说："伏如横弩，起如发机。"《素问·离合真邪论》云："故曰知其可取如发机，不知其取如扣椎。故曰：知机道者不可挂以发，不知机者扣之不发，此之谓也。"说明要看准进针的时机，就能使集中了的神气，向针灸处（穴位）靠近，神气不分散，从而易于得气。进针的时机是什么呢？除上述的情绪安定之外，还有补法呼气进针、泻法吸气进针等。《金针梅花诗钞》将进针分成10个步骤，即端静、调息、神朝、温针、信左、正指、旋捻、斜正、分部、中的，这是针刺得神的全过程，但仅从进针来说，主要指前8个步骤。

第四要护神。也就是使神气集中在整个治疗过程。如《素问·离合真邪论》说："如待所贵，不知日暮，其气以至，适而自护。"就是说，要像对很尊贵的人一样对待患者，小心翼翼，仔细观察。从现在来说，就是要注意语言诱导，进行心理治疗。所以扎完针以后，别以为就万事大吉了，还得注意护神的方法，否则就会影响神气的集中，从而降低疗效。《素问·针解》说："经气已至，慎守勿失者，勿变更也。"就是这个原因。

总之，作为医者首先树立得神观念很重要，在临床治疗中具有主动引领的作用，而且对提高临床疗效大有裨益。

（二）得气为本

得气有两种效应：一是得气能有效调动经络的功能，使人体气血得以振奋，从而对疾病进行治疗，所以只要针灸时没有大的偏差，得气后就会有一定的疗效；二是得气是实施各种补泻手法的基础，只有在得气的基础上，补泻手法才能使疗效得以提高，所以我们说针灸以得气为本。

得气又称针感。"得气"之名源于《素问·离合真邪论》。针灸临床医师都知道，得气与针灸的疗效是相关的。如《灵枢·九针十二原》曰："气至而有效，效之信，若风之吹云，明乎若见苍天。"这段话很肯定，又很形象，涵盖了两层意思：一是强调得气的重要性和必要性，只有得气了，才可能有效，而且还强调"气速则效速""气迟则效迟"，反之针刺治疗则枉然。二是强调得气有效后的轻松感、爽快感。也许每个人的体质有别，每个人得气后的感觉不同，但对于接受过针灸治疗的患者来说，得气后的效果都是很好的。

那么什么是得气？得气主要表现在 4 个方面：一是患者自觉酸、胀、麻、重、痛感。其中，适度的痛感是正常的，也是患者可以忍耐的，这是腧穴局部呈现紧张状态而导致的气血聚集过程中的一种反应。这些感觉与患者的耐受能力、表达能力和自身正气的强弱有关。二是医师自觉手下沉紧感，如鱼吞钩饵。这与医师的感觉、自我的感受能力、针刺水平、甚至医师的精神状态有关。我们发现，临床中有些针灸医师往往不停地问患者有没有感觉，而有些患者在被询问多次后，为应付或迎合医师有时会违心地回答有，实际上这是一种假得气现象。三是可见客观存在：①针孔周围皮肤上可见红晕；②皮肤随针的上下提插动作而有上下起伏的表现；③留针时，针体周围皮肤稍稍高起。这些客观表现虽有一定的可视性、相对明确，但是红晕出现的时间有早有晚，出现早的可以在针刺腧穴的同时看见，出现晚的往往在留针（或停针待气）时才有，所以又容易影响对得气的认定。四是现代仪器测定上的数据，这主要用于科学研究。总之，从临床医师的角度来说，无论哪种得气表现，都是重要的，可以相互印证。

假若一时不能得气，还可以使用循经导气或停针待气的方法，以催气或等待气的到来。

那么，针灸操作中怎样才能得气呢？这就需要得道了。

（三）得道为要

何谓"道"？就是针灸治疗的规律和方法。如《灵枢·九针十二原》所说："往者为逆，来者为顺，明知逆顺，正行无问。逆而夺之，恶得无虚，追而济之，恶得无实，迎之随之，以意和之，针道毕矣。"掌握针灸之道，才能在恰当的时间，针对恰当的对象，实施最恰当的针灸治疗。如《灵枢·九针十二原》所说："知机之道者，不可挂以发，不知机道，叩之不发。"

得道除了与得气相关之外，还必须在得神的指导下进行，这样才能按照疾病规律，使用最恰当的针灸方法。如《灵枢·本神》所说："凡刺之法，必先本于神。"说明针刺方法使用的正确与否，反过来又影响到神的存留聚散，所以得道又需得神而成。但是临床若不懂针刺之道，则不能和神气配合，不仅达不到治疗效果，甚至还会加重病情。如《灵枢·行针》曰："或神动而气先针行，或气与针相逢，或针已出气独行，或数刺乃知，或发针而气逆，或数刺病益剧。"可见得道具有举足轻重的作用。

怎样才能得道呢？这就涉及针具的选择是否合适，选穴处方是否符合辨证并体现了治法，针刺手法包括刺激量和层次的把握是否恰到好处等针刺中具体细节的讲究。

（1）针具：《灵枢·官能》云："知官九针，刺道毕矣。"针有九针，其粗细、长短各不同。一般情况下，病重者、体质强壮者及长期接受针刺者可选粗针，反之则多用细针。因病不同，选针亦不同，如放血时用锋针、切脓时用铍针等。

（2）选穴组方：《灵枢·禁服》说："夫约方者，犹约囊也，囊满而弗约，则输泄，方成弗约，则神与弗俱。"一是指针刺前根据辨证，制定法则，选用最恰当的处方；二是在针刺治疗的过程中，根据病情变化，适当调整或变换处方，以获得最佳疗效。临床研究发现，针灸处方的使用具有一定的时限性，否则产生耐针性，反而降低疗效，故疗程之间有一个停歇期，一般为2～3天左右。

（3）针刺手法：《灵枢·小针解》说："言补者佖然若有得也，泻则恍然若有失也。"意思是，补法是以患者感到有所充实满胀为当，如胀感以胀满感、酸感以酸紧感、痛感以不产生厌恶排斥感、麻感以麻滞感为当；而泻法是以患者感到有所失落感为当，如胀感以空虚感、酸感以酸软感、痛感以惕惕然、麻感以麻木感为当。这些主观感觉往往只能体会，有时难以描述，但总的来说是因人因病而异，以达到恰到好处的良好刺激为最佳刺激量，否则刺激量过强或不足均会降低疗效。

（4）针刺深度：《灵枢·终始》曰："故一刺则阳邪出，再刺则阴邪出，三刺则谷气至，谷气至而止。"说明腧穴是有层次的，分天地人三部。如阳邪为病，病位浅，针刺宜浅在天部；阴邪为病，病位深，针刺宜深在人部；正气不足，需调动正气，则应针刺更深的地部。所以，针刺深度的掌握也要因人因病而异，才能真正达到调整气机的目的。

总之，得道是针刺细节的体现，是得神和得气具体方法和技巧的实施。

细节是否到位,反过来影响到神、气的存留聚散,因此直接影响疗效的好坏。得神要表现在得气和得道的基础上,所以针刺要得道才能得气,得道、得气之后更要得神,否则就是空道,也就是花架子,是不可取的。

二、针灸处方有效性的重要环节

辨证论治一直是中医最基本的特色之一,放弃了还是中医吗?理法方穴术严丝合缝、一脉相承,才能理论指导临床,这也是匠与家的区别。所以针灸处方的有效性除了辨证准确、体现治法得当之外,还有3个重要的因素。

(一)严密合理的组方架构

针灸处方同样应遵循君臣佐使的组方原则,这种组方架构首见于《黄帝内经》。如《素问·至真要大论》所载"主病之谓君,佐君之谓臣,应臣之谓使",明确了君臣佐使的定义,它们以相互配合、协同作战的方式,达到主次分明、全面兼顾、扬长避短、提高疗效的目的。

处方有了基本结构后,已具备主治明确的治疗规模。针灸处方的组成分两大部分:其一是腧穴的组合,其二是刺灸法的组合。就腧穴的组合而言,针灸处方又有主穴与配穴两部分,而根据腧穴及其配合治疗上的特殊性,可将针灸处方分解为主穴、主穴配穴、病机配穴、从症配穴、特殊配穴五部分。

(1)主穴:是在处方中起主导作用的腧穴,针对主症、主证或主病而设,决定着处方的治疗方向、治疗目的及治疗手段,是处方中不可缺少的部分。如风寒犯表证以大椎为主穴,则以温通阳气、祛散表邪为其主要治疗方向,以解除恶寒头痛、项背强痛为其主要治疗目的,以刺灸之泻法为其主要治疗手段。若风寒犯表证以风门为主穴,则以祛风散寒、祛散表邪为其主要治疗方向,以解除恶寒发热、身体疼痛为其主要治疗目的,以刺灸之泻法为其主要治疗手段。

(2)主穴配穴:是为加强主穴的主治作用而选用的腧穴,并与主穴组成处方的主要配伍,形成处方中的基本结构。如腹痛以足三里为主穴,则主穴的配穴在上腹部疼痛时选用中脘,脐周疼痛时选用脐中或天枢,下腹部疼痛时选用关元等。

(3)病机配穴:是依疾病的病机而选用的腧穴。根据中医辨证特点,在针对主证选主穴时,一般情况下病机配穴与主穴相同。若针对主病或主症选用主穴时,则宜加用病机配穴,如头晕病选百会为主穴,若因气虚所致则可配气海，若因肝火上冲所致则可配太冲，若因痰阻所致则可配丰隆，若因阴虚所致则可配太溪。

（4）从症配穴：是根据兼症和兼病而选用的腧穴。①循经选穴：外感风寒以大椎为主穴，如兼有头痛，属太阳头痛者可选配太阳、属阳明头痛者可选配印堂、属少阳头痛者可选配率谷；如兼咳喘时，属肺气不宣者可选配太渊、属腑气不通者可选配合谷、属肾不纳气者可选配太溪。②对症选穴：外感风寒以大椎为主穴，兼腹泻者可选配天枢，兼有呕吐者可配用内关等。

（5）特殊配穴：是根据腧穴的特殊属性和功能而选用的腧穴。①特定穴：根据五输穴的五行属性选用腧穴，如咳喘病可取手太阴肺经腧穴，若属肺经有寒者，可取属水之合穴尺泽；若属肺经有热者，可选属火之荥穴鱼际；若属肺经有湿者，可选属土之输穴太渊。当然，其他特定穴的临床运用同样很广泛，如根据八会穴的特点，气虚者选气会膻中，筋弱者选筋会阳陵泉等。②特殊腧穴：即有特殊作用的腧穴，如阑尾炎穴治肠痈、间使穴治疟疾等。

以上5类腧穴包含君、臣、佐、使的规律，除主穴属君外，臣、佐、使的关系因人、因证、因病的不同而不同。

（二）熟练的腧穴配伍技巧

每个腧穴都有多方面的功效，但是如何控制腧穴的主治方向就需要熟悉腧穴之间的配伍，找到腧穴协同性的最佳方式。如同样一个腧穴，与之相配的穴位不同，功效亦不同。如合谷配三阴交、或配复溜，均为上下相配，但前者治血证，在妇科疾病中常用；后者治汗证，无论多汗还是少汗均有效。这就是腧穴之间协同性的体现。

腧穴配伍是处方的最小单位或最基本组成，它们不是腧穴之间简单随意的搭配，而是按照一定的规律、一定的要求进行配伍的最佳组合，且配伍后的腧穴作用远比单个腧穴的作用要强、效果更好。自《黄帝内经》以来，历代医家经过长期的临床实践，总结和积累了很多临床验之有效的处方，如《灵枢·热病》之发热有汗方、《伤寒论》之二风方、《针灸大成》之清余热方等，给我们留下了宝贵的财富。

古代医家根据腧穴所属经脉、所处位置、所具有的功效及特长，将腧穴最有效地组合起来形成处方的主体，因此配穴方法在针灸处方中占有重要的地位。临床配穴方法很多，但最常用、最基本的有6种。

（1）前后配穴法：前指胸腹部属阴，后指背腰部属阳，即选用前后部的腧穴进行配伍的一种方法，又称阴阳双引法，《灵枢·官针》所言"偶刺"亦属此法。此配穴法的治疗特点：①以治疗脏腑病为主；②以调整阴阳气机为主。常用的俞募配伍法即属此法，但在临床运用时有主次之分，如治脏病以俞穴为主穴，以募穴为配穴；治腑病以募穴为主穴，以俞穴为配穴。当然取穴时不限于俞募相配，只要是前后腧穴相配均属此法范畴，如胃痛泛酸者前可选梁门、后可选胃仓。

（2）上下配穴法：指上部腧穴和下部腧穴相互配伍的方法。中医认为，阳气集聚于上，阴气集聚于下，阳降而化阴，阴升而化阳，故此法具有调和气机升降的作用。八脉交会穴之配穴法即属此范畴，但不限于八脉交会穴，只要是上下腧穴相配即可。如肝风头痛证可上取风池，下取太冲；牙痛可上取颊车，下取合谷；胃病可上取内关，下取足三里等。临床上常用的合谷与太冲相配称开四关，正如金元时代针灸家窦默《标幽赋》所云"寒热痹痛，开四关而已之"。两穴一上一下、一气一血、一阳一阴、一升一降，为相互制约、相互依赖、相互为用的关系，可使升降协调、阴阳顺接，共奏调理脏腑、平衡阴阳、通达气血、平肝息风、祛风止痛之功。

（3）左右配伍法：是左右两侧的腧穴相配伍的方法。左为阳，右为阴，左右阴阳的调节与协调，对全身气血的运行、气机的升降都有影响。左右配穴的作用就是为了使左右阴阳达到相对平衡。临床运用时有主次之分，如病在左取之右，以右侧的腧穴为主穴，以左侧的腧穴为配穴，反之亦然。如面瘫是临床针灸科的常见病、多发病，也是针灸的优势病种，治疗时常以患侧腧穴为主穴，并适当配合健侧腧穴，往往可以取得更好的疗效。这是因为患侧瘫痪时间较长之后，健侧容易处于一种紧张收缩状态，导致左右阴阳失调，故左右配穴既能补虚泻实，又能使左右阴阳复归于协调，而收到明显效果。

当然，双侧同名经相配也属左右配穴法，如腹痛常取双侧足三里，因为左右足三里虽为同名穴，总的功能主治相同，但因有左右之分，则阴阳升降之理不尽相同，故相互配合相得益彰。

（4）远近配穴法：远指距离病位较远的腧穴，近指距离病位较近的腧穴，即取远近腧穴相互配合的方法。如明代针灸家杨继洲《针灸大成》中的气闭方，由主穴气海与配穴阴陵泉和三阴交远近相配组成，具有温阳益气、行气利尿的功能，主治肾阳虚弱、膀胱气化功能不足之癃闭。临床运用有主次之分，如四肢和头部的病变，选近部腧穴为主穴，远部腧穴为配穴。因四肢病变多在肌肉、筋膜等处，按《灵枢·经筋》所言"以痛为输"的原则，先取局部腧穴，对疏通局部阻滞以解除局部症状有利。如肩关节痛选肩髃、养老远近相配，宜先针刺肩髃，并适当地做带针活动后再刺养老，既便于针刺留针，又能取得较好疗效。而胸腹部（尤其是内脏）病变，取远部腧穴为主穴，靠近脏腑部的腧穴为配穴。如腹部疼痛取足三里、天枢远近相配，宜先刺足三里，待疼痛缓解后再刺天枢以收全功。

（5）表里配穴法：表指阳经，里指阴经，即在阴阳经（以表里经为主）上选穴配伍的方法。此法通过调理表里阴阳经经气，而达到调整脏腑阴阳气机的目的。原络配穴法即属此范畴。原络配穴法又称主客配穴法，故有主次之分，一般先病取原、后病取络。如肺经病以手太阴肺经原穴太渊为主穴，手阳明大肠经络穴偏历为配穴；大肠经病以手阳明大肠经原穴合谷为主穴，手太阴肺经络穴列缺为配穴。但表里配穴法又不仅仅限于原络配伍法，也可选用其他腧穴配伍。如《灵枢·五邪》曰："邪在肾，则病骨痛阴痹。阴痹者，按之而不得，腹胀腰痛，大便难，肩背颈项痛，时眩。取之涌泉、昆仑。"其中涌泉为足少阴肾经的井穴，昆仑为足太阳膀胱经之经穴，同样属于表里阴阳配穴法。

（6）内外配穴法：内指肢体内侧面的腧穴，外指肢体外侧面的腧穴。因为外为阳，内为阴，故本法是以调整内外阴阳为主的配穴方法。临床运用有主次之分，若阳经病则选外侧穴为主穴，以内侧穴为配穴；反之，阴经病选用内侧穴为主穴，以外侧穴为配穴。如足内翻主要为阴经痉挛所致，故以足少阴经照海为主穴，以足太阳经申脉为配穴；足外翻为阳经痉挛所致，则以足太阳经申脉为主穴，以足少阴经照海为配穴。另外，阴陵泉与阳陵泉、内关与外关、三阴交与足三里、间使与支沟、血海与梁丘等相配，均是临床常用的内外配穴。

（三）准确的选穴思路

古人说："读方三年，便谓天下无病可治；及治病三年，乃知天下无方可用。"临床发现，虽有固定之方，而病无一成不变之理，所以选穴组方之后，往往需要依病情变化进行调整或加减。正如《伤寒论》所言："观其脉证，知犯何逆，随证治之。"

根据处方与腧穴之间的特殊关系及腧穴在治疗上的特殊地位，以围棋之围法为原则，多以交叉取穴为宜。历代医家通过临床实践总结制定出一些选穴的法则。这些法则除了用于处方加减之外，还可作为选穴、配穴、组方的基本依据，如能恰当地运用这些选穴思路，既能使处方更契合病情，又能使方外有方。正如《素问·灵兰秘典论》云："毫氂之数，起于度量，千之万之，可以益大，推之大之，其形乃制。"

（1）引法：即前后部（或阴阳经）引导气机时运用的选穴法。适用于病程长、病位在脏腑，以阴阳失调、气血不畅为主的病证（多见于虚证，伴或兼虚实夹杂证）。如《素问·阴阳应象大论》云："气虚宜掣引之。"通常所说的阳病治阴、阴病治阳、从阳引阴、从阴引阳属于此法，如临床常用的脏病取俞、腑病取募，通过俞穴和募穴引导经气补益脏腑，有利于恢复五脏六腑的正气。当然，诸如肝病选胆经穴、脾病选胃经穴都属于引法范畴。

值得一提的是，虽然局部选穴可引导经气聚于局部病灶处，循经选穴可引导经气趋于病所，但不属于引法。

（2）上法：以提升阳气为目的的选穴方法。适用于阴气偏盛或阳气不足导致气机升清无力之证。人身气机升降不息，上为阳，下为阴，阴升阳降，全身阴阳升降有序。此类腧穴一般在上部，以头部腧穴为主。实际上，所有头部的腧穴都有不同程度的升发作用，如百会，正如《素问·气府论》所云"（头顶）其浮气在皮中者，凡五行，行五，五五二十五"，既可单独使用又可配伍使用。值得注意的是，针对真寒假热证之阴寒太甚而龙雷之火上浮的表现，亦可据本法选穴，以升促降，使正气上升，浮阳之火自然可灭。但实火上炎证有时也可选用头部腧穴以泻实，但不属于上法，而应归于他法。

（3）下法：以引导气机下降的选穴法。适用于气机升清太过，且升而不降之证；或气机下降不利，而致升清无力之证。此类腧穴多在下部，以足踝以下腧穴为主，正如《灵枢·热病》之去癃方，由大敦和照海组成，主治膀胱气化不利之癃闭。也可选用手指末端的腧穴。因肝升肺降，故下法常取肝经腧穴以泻肝火，使气机升清不至于太过；取肺经腧穴以使肺气肃降有力。临床上，下法常与上法配合运用，以达到升降有条不紊。

另外，六腑病取下合穴属于下法范畴。中医认为，六腑以通为用，以降为顺。当腑实不通时，则该降不降而致该升不升，故运用下法以下气降火，即可通腑而达到升降调和的目的。而当六腑气虚时，则以升气为主而适当降气，故可以将下法与升法配合运用，临床应注意灵活变通。

（4）巨法：即巨刺法，以左病取右，右病取左，并在经脉上选取腧穴为特点。《素问·缪刺论》曰："邪客于经，左盛则右病，右盛则左病。"健康人阴平阳秘，左右阴阳处于相对平衡状态。当邪气侵犯经脉时，可引起左右阴阳失调，或偏盛或偏衰，从而导致身体一侧发生病变。如邪气侵于左，正邪相争于左，而气机虚弱于右，病变表现于右，可见病在右则因在左；反之亦然。故应在对侧取穴以消除病因，从而达到阴阳调和的目的。

运用巨法选穴时，一般可在病变部位的平行对侧部位选穴，如左上肢病，可在右上肢选穴；还可在病变部位的不平行对侧部位选穴，如左侧头痛，可在右下肢选穴，这就是巨法与下法相配。

（5）缪法：即缪刺法，以左病取右，右病取左，并在络脉上选取腧穴为特点。《素问·缪刺论》曰："今邪客于皮毛，入舍于孙络，留而不去，闭塞不通，不得入于经，流溢于大络，而生奇病也。夫邪客于大络者，左注右，右注左。"由于络脉分布广泛，故邪入于右而流于左，即病变虽表现在右，其实邪已入左，反之亦然，所以左病取右侧络脉，右病取左侧络脉，以达到泻邪以安正的目的。

在络脉上取穴有两个要点：一是在肢体远端腧穴上或腧穴附近选取可灸刺的络脉；二是仔细观察皮肤上的络脉，一般以络脉充盈较甚者为刺灸部位，只要充盈较盛，不论多少均可刺灸或放血。总之，选择缪刺法刺灸络脉，仍然离不开经络循行与腧穴位置。如《素问·缪刺论》云："邪客于足太阴之络，令人腰痛，引少腹控䏚，不可以仰息，刺腰尻之解，两胛之上，是腰俞，以月死生为痏数，发针立已，左刺右，右刺左。"腰俞属督脉，位于骶部，当后正中线上，适对骶管裂孔。因其为单穴，并无左右之分，但缪法刺络，则可分左侧络或右侧络，由此可见络脉与腧穴的关系。

缪法与巨法虽都属病在左取右、病在右取左的选穴法，但其病位不同，故选经与选络不同，临床需区别对待。

（6）开法：以开通阻闭为目的的选穴法。多在危急重症时对症取穴，故其作用不可小觑。如治疗心窍闭塞、阴阳格拒等所致神志昏迷、牙关紧闭、厥逆、急性疼痛、昏仆、抽搐等。临床常用的急救穴有：醒脑开窍之百会、开窍醒神之水沟（人中）、行水开窍之支沟、化湿开窍之间使、畅通任督之长强、开关通络之八邪八风、交通阴阳之十二井穴、泻热醒神之十宣、开通闭阻之十六郄穴等。根据"急则治其标"的原则，治疗时宜首选急救穴，待病情缓解后，再辨证取穴。

选穴法是针对病情变化选用腧穴的一种法则，是贯彻中医辨证论治思想的方法之一，是治法在选穴方面的补充与完善。由于其本身具有临床价值，所以选穴法又具有相对的独立性。临床对于某些疾病或病证，仅依据选穴法形成配穴或处方治疗，同样可以取得疗效。但选穴法毕竟是一种较为具体的选穴法则，而治法才是处方选穴的指导思想，所以选穴法又受治法的指导和约束。

治法与选穴法在对选穴、处方的指导上虽看起来有些相似之处，但指导临床的价值不一样，也可以说是层次不一样。治法的指导价值高于选穴法，选穴法的实用价值却高于治法，二者不可分割看待，如两者运用得当，既有利于将针灸理论运用到临床实践，又有利于将针灸临床经验上升为理论。

那么，是不是理法方穴严丝合缝，临床就一定有效呢？临床实践告诉我们，针灸之"术"是中医临床学科中最独特的部分，在临床中占有重要的地位。

三、针灸之"术"的实用性

针灸是一门针灸医师对患者全过程的治疗方法，关系到理、法、方、穴、术每个环节，只有环环相扣，才能体现临床疗效，这就是针灸重在讲究的道理。

所谓"术"乃"技能""技艺""专业"等，说明既是一种技术，也是一种艺术，属于针灸"得道"的范畴，涵盖内容很广，临床实用性强。

（一）从一个病例谈起

2017年7月27日门诊，来了一位20多岁的年轻女性。视其个头不高，形体消瘦，面色稍黄。诉其重症肌无力病史7年余，主要表现在眼睑、面部、舌以及吞咽功能方面，以晨起为甚，常伴鼻音，咀嚼无力，饮水呛咳，吞咽困难等。曾辗转多家综合性三甲医院，一直在服用泼尼松的基础上，不间断接受中医针灸治疗，但症状仍未见明显改善，尤以感冒时加重，平素易感冒。

针对患者的总体情况及前医的诊疗记录，门诊辨证后，针刺取治痿方（二间或内庭、三间或陷谷、太溪、神门、百会）加近部腧穴治之，针刺时注重结合短刺法、导气法、合谷刺等手法的运用。

1个多月后，眼睑下垂、眼球转动不灵活、表情淡漠、讲话大舌头、构音困难及其伴随症状等均明显控制，即使感冒未见加重趋势；半年后症状明显改善，眼睑、面部、舌等活动自如。

本病属中医"痿病"范畴。《黄帝内经》有云"治痿者独取阳明"。阳明为多气多血之经，乃中焦脾胃是也。脾为后天之本、气血生化之源，主升清。如脾虚气陷，则升清无力，故脾胃虚损、气血亏虚是导致重症肌无力发生的根本原因和始动原因。一般情况下，补脾胃、益气血为主要治法。但临床针对久病久治的患者，常规的治疗基本乏效，怎么办？这就要求我们在原则性指导下，另辟蹊径、另寻奇招。

从本案看，有两点值得关注：

一是辨证上独具慧眼。根据患者以眼、舌、咽喉上部症状为主的表现，从中医来看，除了我们常规讲的与脾主肌肉有关外，还要重视阳气的问题。中医有"清阳出上窍"的理论，何况患者症状以晨起为甚也正是阳不升清的表现，这就是独处藏奸，所以在补脾胃、益气血的基础上，升举阳气不容忽视。另外，从中医整体治疗的角度来看，控制病情的发展当属首要，同时治疗过程必须守得住，这就是中医所说的"治内伤如相"。

二是结合独特的针刺手法

（1）短刺法：即"擦骨膜"的方法。在辨证指导下，以阴陵泉、足三里或二间、三间为君穴，均可调动中焦元气以补脾胃、益气血。其中取左阴陵泉、右足三里，阴阳表里相配，健脾胃以强肌肉。其中在阴陵泉进针后，于骨膜上点刺10下后，再沿着骨边深刺，并行擦骨膜手法。"擦骨膜"为短刺法的一种体现。何谓短刺？即距离短，靠得近，以上下摩骨也，属于《黄帝内经》二十六刺之一。

（2）导气法：根据《素问·痿论》所云"治痿者独取阳明""各补其荥而通其俞"，取手阳明大肠经的荥穴二间、输穴三间补火生土。而二间、三间采用东垣针法之导气法。何谓"导气"？徐入徐出，谓之导气。《黄帝内经》云："一刺则阳邪出，再刺则阴邪出，三刺则谷气至。"导气法正是通过徐入徐出且深刺的手法，调动人体的谷气，调补脾胃后天之本，充养于四肢肌肉，使全身气机紧守其处。

"导气法"深刺之臣穴神门乃手少阴心经的原穴，体现三方面作用：一是"心开窍于舌、舌为心之苗"；二是心主神志，具有调神安神的功能；三是"虚则补其母"，用之补火生土。值得一提的是，治疗失眠时，神门却是用轻浅的手法，这就是治疗目的不同，即使是同一个穴位，操作手法也是不同的。为什么呢？因失眠患者本身神经就敏感，手法轻浅有利于安眠。而本案是为了达到调动谷气以补土气的目的。

（3）合谷刺：臣穴取督脉之百会（督脉总督一身之阳，百会乃百脉之会也），可升举阳气；配任脉之廉泉以交通阴阳。因久病入络，取补左合谷配泻右三阴交活血化瘀，共为佐穴。

近部取左四白、右阳白、左瞳子髎为使穴，不留针。其中，四白行合谷刺。合谷刺属五刺之一，正如《灵枢·官针》所云"合谷刺者，左右鸡足，针于分肉之间，以取肌痹，此脾之应也"，主要用于治疗与脾有关的疾患，正切合脾胃虚弱之病机。

全方集左右、上下、远近相配于一体，对于病程久者，先取远端腧穴以调动人体正气、再取近部腧穴以达到事半功倍的效果。从选穴配穴到行针手法都紧紧围绕着脾胃虚损、阳气下陷的病机，这就是理、法、方、穴、术丝丝入扣。

如《灵枢·行针》曰："或神动而气先针行，或气与针相逢，或针已出气独行，或数刺乃知，或发针而气逆，或数刺病益剧。"意思是，针刺时若不懂针道，则不能与患者之神气相契合，就达不到治疗效果，甚至还会加重病情。

当然，临床针灸之"术"不单单指补泻手法，而是包括从进针到出针的全过程，每一个步骤只有做到恰如其分才可能得道，也就是说，进针手法、针刺方向、针刺力度、调针次数、针刺层次、针刺顺序等是一个系统工程，值得临床针灸医师重视。

（二）针术中的针法

针法是指针刺时用针的方法。如用针的数量、针刺的角度、针刺的深度等都是必需讲究的细节问题。

1. 用针数量的讲究 用针数量最早记载在《黄帝内经》一书中，包括针灸处方中的用针数和一个腧穴的用针数。

一个处方以一穴一针来说，实际是指处方的腧穴数。如《素问·缪刺论》曰："月生一日一痏，二日二痏，渐多之，十五日十五痏，十六日十四痏，渐少之。"即每一次用针，最多可达 15 根。又《灵枢·九针十二原》曰："刺之而气不至，无问其数。"可见各家的解释不一样，但说明在《黄帝内经》时代，用针的数量并没有严格的规定。后世医家仅《医学入门》的作者李梴提出每次针刺不要超过 4 根针，但是并没有说明具体的理由。

根据长期的实践，针灸临床存在三八规律，其中之一是 8 个治疗方向的规律，即每 1 次在患者身上用针不要超过 8 个治疗方向，假如 1 个治疗方向用 1 根针，则不要超过 8 根针，但有时 1 个治疗方向需要 2 根针或更多，则用针可以超过 8 根。如治疗中风偏瘫患者时，选肩髃、曲池、合谷通关过节，这就是 1 个治疗方向。临床观察发现，用针的数量太多（超过 8 个治疗方向），机体的反应能力就会降低，往往事倍功半。

但对于两个同名穴，如十二经脉上的腧穴即是，且呈对称分布，若均用，则会出现用针数量太多，若是慢性病反复针刺同一个腧穴，又会出现1个腧穴使用时间太长的弊病，与三八规律相违。为了尽量减少针数，对同名的两穴可取其中一个腧穴，但一定要注重围刺概念，即对病位形成包围的状态。如腹部疾患选择公孙、内关时，则应取一左一右的穴位，即用左内关时，则取右公孙，以对腹部形成包围的状态；若是慢性病，针刺时间较长，则可以左右交换使用。若是牙痛病，应选择同侧的合谷与颊车，以对牙齿的局部形成围刺。我们认为，腧穴的配合最终与围刺相关，也就是说围刺的方法对针灸的疗效有着密不可分的关系，也是一种驭繁从简的方法。

一般来说，每一个穴位针1根针，但是《灵枢·官针》中却有1个穴位可以使用数根针的针刺方法。治寒气之博大者之扬刺，即在腧穴上先针1针，后在其前后左右各针1针，总计5针，目的是驱散病变范围较大的寒气凝滞之病证，如治疗风湿性关节炎导致的关节疼痛等可用之；治病变明确局限、病位较深者之齐刺，即先在腧穴上针1针，后在其左右各针1针，总计3针，如治肩关节周围炎取肩髃，治坐骨神经痛选承扶等都可运用齐刺法；治疼痛明显、痛点集中者之傍针刺，先在腧穴上针1针，后在其旁边斜刺1针，总计2针，如治疗头痛、腰背疼痛、小关节疼痛等时常常使用。

2. 针刺方向的变化 临床进针或直刺、或斜刺、或平刺，针进之后基本是沿着进针的方向针刺。《灵枢·官针》中却记载了多方向针刺的内容，且在临床中得到推广和运用。如合谷刺就是先直刺进入到得气点，运用手法后，提针至皮下，然后向不同方向斜刺。恢刺是先直刺得气行针后，再将针提至皮下，沿经向腧穴的前后斜刺；此刺法有利于加强经络的运行和局部气血的扩散，适用于经筋病，如治疗膝关节疼痛，在阳陵泉上使用恢刺法可以提高疗效，而近代医家多使用此刺法是为了取得循经感传的效果。短刺是先将针刺入腧穴（直刺或斜刺均可），在进针的过程中，轻轻摇动针体，使针孔稍大，当针刺到骨膜时，将针敲击（直刺）或摩擦骨膜（斜刺），以提高骨膜的酸胀感；此法有利于调动肾气，尤其针对气血阻滞较重者，因为此类患者肌肉的得气感不佳，效果大打折扣，但骨膜的反应明显，故有利于推动气血的畅通，如肢体瘫痪伴肌肉萎缩的患者，在局部腧穴针刺时多采取这种刺法。

除此之外，后世医家创立的刺法亦然，如苍龟探穴法以形象生动的命名体现了此针刺的方法，这种刺法有利于疏散气机，对气滞明显之证效果尤佳，如治疗肩关节周围炎时在七星台穴就适合使用。

根据补泻目的的不同，针刺的方向是不同的。"迎随补泻"告诉我们的是，针刺的补泻是由经脉的循行方向而定的，即"迎者为泻，随者为补"，这是正常的规律。然而在临床也有不同的情况，如针刺攒竹时，当针尖往下逆经刺时则聚阳，往上循经刺时则发散阳气，这叫知常达变。因为足太阳经起于目内眦，循行方向是往上走至头部，所以针尖往下刺是将经气截住，聚于眼睛。对于年老视物模糊者，当属无精则不明，故针尖向下针刺；但对于年轻人眼睛模糊、易流泪、眼屎多者，乃热邪聚集所致，针刺时针尖应往上以疏散阳气。那么，为什么疏散选择太阳经而不是其他经脉呢？因为太阳为开，太阳开，外邪才能出来。

当然，虽然不同的腧穴有不同的针刺方向，但形成处方之后，对用针的方向则有一定的要求。如四神聪或其他头部腧穴同时使用时，就要根据治疗的目的采取不同的针刺方向。若需要散气，则各穴的针尖向外（四周）；若需要补气，则各穴的针尖向里（头顶）；若需要顺气，则针尖朝同一个方向，或同时向前，或同时向后，主要根据需要顺经或逆经而定。

3. 针刺深浅的变化　每个腧穴虽然所处位置不同，但都分成天、人、地3层。如何确定每一部的位置呢？一般以得气为准，即肌肉丰满处，进针时三部均有得气感，随着针刺的深入，第一次出现得气感为天部，第二次为人部，第三次为地部；肌肉浅薄处虽难分深浅，但一般是皮肤为天部、皮下为人部、骨上为地部。

临床针刺的深度不同，治疗的目的和含义也不同，正如我们前面提到的三阴交穴，如针刺阳经亦如此，太阳经为藩篱，其气较浅，故治疗急性外感病时一般针刺较浅；阳明经多气多血，主要运行在肌肉丰满部，故治疗血热时针刺较深；少阳经气机较为弥散，故临床根据病情变化，可深刺也可浅刺。

有关针刺深浅最早见于《黄帝内经》。《灵枢》两次提到三刺，即"故一刺则阳邪出，再刺则阴邪出，三刺则谷气至，谷气至而止""所谓三刺则谷气出者，先浅刺绝皮，以出阳邪；再刺则阴邪出者，少益深，绝皮致肌肉，未入分肉间也；已入分肉之间，则谷气出"。可见针刺深浅的变化，达到的目的是不同的，故临床根据疾病之深浅，针刺深浅相应发生变化。如风邪犯表之感冒乃阳邪所致，故以一刺为度，针刺较浅，至天部方可；若外邪入里，病邪深入者，往往以二刺为度，即针刺至人部；若病程较长，出现虚实夹杂之证时，应深至三刺，即针刺至地部，这样有利于调动正气以抗邪。

当然，《黄帝内经》还根据病情、病性、病位及疾病之虚实，甚至季节的不同，调整针刺深浅。如《灵枢·终始》曰："一方实，深取之……一方虚，浅刺之。"可见实证深刺，虚证浅刺。又《灵枢·四时气》曰："故春取经血脉分肉之间……夏取盛经孙络，取分肉绝皮肤。秋取经腧，邪在腑，取之合。冬取井荥，必深以留之。"阐述不同季节，人体的气血所在深浅部位不一样，故针刺的深浅也不一样。

后世创立的复式手法是将针刺深浅与补泻融为一体的手法，如烧山火、透天凉、阳中隐阴、阴中隐阳等都是在腧穴天、人、地不同层面进行补泻，以达到不同的治疗目的。

（三）针术中的手法

以往我们常常将针法和手法混为一谈，其实两者是不同的。为了将二者进行区别，在此将手的动作称之为手法。一般来说，在提插、捻转等基本手法的基础上，可以演变成各种补泻方法。值得注意的是，手法是在得气之后进行的，没有得气，就发挥不了手法的作用。除此之外，在手法的运用过程中，手法的力度、捻转次数及捻转频率等关乎疗效，不得不重视。

1. 力度 针刺治病是通过针刺腧穴调动经络的力量达到调整阴阳、扶正祛邪的目的，而不是基于针刺刺激的强弱，故并不是针刺刺激量越大越好。因为经络或腧穴都是人体的组成部分，是具有生命力的组织，对外界的刺激也有一个接收范围，过强或过弱的刺激不仅不会引起经络或腧穴的共鸣，甚至会产生排斥作用。腧穴十大性中就有一个放大性。所谓放大性，就是经络或腧穴能接收恰当刺激并将其放大，若是刺激过强或过弱，经络或腧穴处于排斥状态，根本就不能接收外界刺激，也就不能产生经络或腧穴的效应。

临床研究发现，针刺的力度以 0.5kg 左右为宜，这是辽宁中医药大学孙平生等的说法，也就是说，无论提插、捻转、进针、出针，所使用的力量控制在 0.5kg 左右，对发挥经络或腧穴效应能起到促进作用。如出针，有时由于得气感强，针在肌肉内黏滞明显，出针的阻力较大，这时不能强制性用力向外拔针，而要使用 0.5kg 以内的力量向外出针，若是感到力量超过了 0.5kg，则要将力度减少或暂停出针，稍停 1~2 秒再出针。0.5kg 只是一个约数，不是绝对数，不同人的感受力不一样，不同病的感受力也不一样，这就要求医师在临证时细心体会、用心掌握。

2. 捻转次数 过去对针刺后的捻转次数没有明确的要求，所以研究较少，只是在针刺麻醉时要求持续性捻针，其目的也就是使刺激能够延续，达到麻醉效果延续。但是在临床研究中发现，捻转次数在捻针的过程中是一个不可忽视的重要内容。

目前，临床针刺时捻转次数的多少，主要以急性病和慢性病两类进行区分。

一是急性病按"气至病所"的要求，也就是说，穴位与病变部位之间的距离多少，决定捻转次数的多少。一般来说，经络之气运行的速度是 3.2cm/s 左右，比如急性牙痛，选用合谷，若牙齿到合谷之间的距离是 80cm（大约距离即可），则 80÷3.2=25（秒），即得气后捻转 25 秒就能达到气至病所（若按心跳频率大约为 30~35 次，若按呼吸频率大约为 7~8 次）。

二是慢性病与脏腑功能失调有关。捻转次数以《黄帝内经》为标准，即东方其数 8、南方其数 7、中央其数 5、西方其数 9、北方其数 6。如与肝有关的疾病，每次捻转 8 次；与心有关的疾病，每次捻转 7 次；与脾有关的疾病，每次捻转 5 次；与肺有关的疾病，每次捻转 9 次，与肾有关的疾病，每次捻转 6 次。

3. 捻转频率 其与人体内环境的频率有相关性。捻转频率表现为捻转速度，即每秒捻多少次，次数的多少不是以钟表来计算，而是以呼吸或心跳的次数为标准，因心率和呼吸的频率影响着人体气血运行，即气血在运行过程中本身就有一定的频率。

脏腑所形成的共鸣腔因其形状和结构的不同而不一样。气血中含有某一种频率的部分可能更容易进入到某一脏腑，而含有另一频率的部分更容易进入到另一脏腑。当某一经络或某一脏腑发生疾病的时候，由于充血肿胀或痉挛萎缩，使脏腑经络的形状发生改变，于是共鸣腔也发生了变化，正常气血进入脏腑或经络的频率改变了，原本的气血不能进入脏腑，故抗邪和修复的能力下降了，因而疾病得不到控制。针刺治疗时，根据不同脏腑的疾病，给予针灸针不同的频率，对疾病的治疗是有利的，而此频率主要表现在捻针的速度。如呼吸补泻就是运用呼吸的频率来调整捻转的频率，以提高治疗效果的方法。当然，除了按呼吸的频率之外，临床还可以按心跳的频率捻针，也就是一呼一吸捻转 5 次。一般来说，与血关系密切的疾病按心跳的频率捻转，与气关系密切的疾病按呼吸的频率捻转；与阳相关的疾病按心跳的频率捻转，与阴相关的疾病按呼吸的频率捻转。这仅是目前的观察总结，还有待于今后不断研究。

记得有一位偏头痛反复发作 10 余年的男性患者，经多方针灸治疗而乏效。我在给他针灸的时候，他有两个感触，一是以往的针灸医师只在局部头部腧穴上针刺，所以当我在他腿部悬钟和脚上太冲针刺时，他很奇怪为什么没有针他的头部穴位，我告诉他，这就是针灸上病治下的奇妙之处，而头痛治头、脚痛治脚不是针灸主要的治疗方法；二是以往的针灸医师针下去后就留着针，15分钟便拔了，而我针刺时不断用补泻手法运针，即便患者有感觉了，但仍然运针直至手下的感觉到了为止，然后每次留针1小时。患者经过5次治疗后，自觉偏头痛完全好了，后随访1年未见发作。临床很多这样的案例告诉我们，针灸之"术"的运用绝对有效，万不可便宜行事。

正如《黄帝内经》云："知其要者，一言而终。不知其要，流散无穷。"总之，掌握要领是重要的，但反复临床实践、逐渐积累经验、不断领悟总结更加重要。如同一个患者，不同的人针刺，手法可能有差别；同样的病，不同的医者，手法肯定不一样。这就是原则性和灵活性的关系，因此只有熟能生巧，了然于胸，才能得心应手。

四、针灸刺激与疗效的关联性

很多临床医师认为，取得疗效的关键必须追求得气感，所以不论补或泻，刺激量越大越好、时间越长越好等等，但往往事与愿违，疗效欠佳。这就给我们提出了一个值得思考的问题，就是怎样的针灸刺激量才是疗效最大化的助力？

（一）针灸刺激量的问题

针灸治疗是通过腧穴和经络的效应体现的，可见刺灸作用对疾病是一种间接力量，腧穴与经络的效应对疾病才是直接的作用，因此我们认为刺灸作用是第一推动力，通过第一推动力的作用激发腧穴与经络的效应，而腧穴与经络的效应是第二推动力（第二推动力又称直接推动力）。如果说腧穴和经络有放大性作用，不如说是针灸的刺激让腧穴和经络体现放大的效果，如呼吸补泻可以理解为在第一推动力中加入人体的呼吸频率，以提高第二推动力的一种方法。

临床实践证明，只有恰当的第一推动力，才会出现最佳的第二推动力；第二推动力是第一推动力的生物性放大，而第一推动力是掌握在医者手上的，所以其中的关键是因病、因人、因时的不同，如何把握针灸刺激量的问题。如临床运用程氏安神方（内关、大陵、神门）治疗顽固性失眠患者，以浅针轻刺法往往获效，而深刺强刺激适得其反，正如古人有"针针倒，病包好"的说法，在某些特殊的患者身上确有效验。又如对于面瘫的刺激量，针灸界普遍认为不宜过大，否则不利于面瘫的恢复。

由于第二推动力是第一推动力的放大，所以第一推动力的恰到好处至关重要，刺激量的过大过小、刺激频率的过快过慢及刺激次数的过多过少都可能使第二推动力达不到最佳状态，甚至抑制第二推动力的出现。从这一认识出发，我们认为针灸手法的运用不是可有可无，而是与临床疗效密切相关。

当然，目前针对针灸刺激量的大小还没有一个明确的客观标准，它只能体现在医师临床能力的高低上，相对来说是一个比较高难度的技巧，值得在临床中不断探索总结。

（二）针灸刺激时间的问题

针刺的间隔时间和持续时间的把控也是关乎疗效很重要的一环。20 世纪 50 年代，针灸界有学者提出了三八规律。所谓三八规律，是指三个"八"，即八小时规律、八天规律及八个治疗方向规律。其中，前两个规律与针灸时间有关。临床实践中发现，如果能准确把握三八规律，可有效提高疗效。

所谓"八小时规律"指一天之内如需针灸 2 次，时间最少应该相距 8 小时，这与阴阳气血循行有关。因针灸治疗以得气为本，夜间阴气主令，人体阳气入内，晚上针灸不仅得气不易，而且不宜打扰内在阳气，否则对病情恢复反而不利。而八天规律，即一个针灸处方的固定运用一般不超过 8 次（或 8 天），这与腧穴的耐针性和嗜针性有关，尤其对于长期接受针灸治疗的慢性病患者来说，长期固定穴位的针灸会让穴位产生耐针性和嗜针性。

所谓耐针性，是指较长时期针灸某一个穴位或一组穴位，造成的腧穴"疲劳"，而降低腧穴反应的敏感度，以至于降低疗效。所谓嗜针性，是指长期针灸某一穴位或某一组穴位，以致腧穴已经适应这种刺激、需要这种刺激，若没有这种刺激反而不能适应，然而这种刺激仅仅是患者的感受和需求，已经与疗效无关。针灸的耐针性和嗜针性历来没有人提及，甚至还有人认为中医中药、方剂没有耐药性，针灸也没有耐针性和嗜针性，实际上这是一种误解。因为针对人体肌肤来说，针刺毕竟是一种创伤性或破损性治疗，遭受损伤的腧穴局部会降低气血的收藏、转输能力，当腧穴修复还不完全时，再次进行针刺，会加重对腧穴的损伤，而产生耐针性。

（三）针灸刺激顺序的问题

临床上，针灸刺激孰先孰后有关系吗？有的！包括针灸目的之先后、病位远近之先后等。

1. 针灸目的之先后 所谓目的就是针灸治疗的主攻方向，一般来说就是首先针灸处方中的主穴。因为这是针灸对腧穴及机体的第一个刺激，机体会因此而产生明显反应，以后其他穴位对针灸刺激的感受，就会围绕第一刺激展开，也就是围绕主穴的作用而进行治疗。这样治疗的目的就会非常明确，效果也会得到提高。如程氏安神方中的 3 个穴位：大陵、内关、神门，辨证不同，则主穴不同。若失眠因心火为主，则应以大陵为主先针；若以痰湿为主，则应以内关为主先针；若以神不守舍为主，则应以神门为主先针，然后再针刺其他配穴。

若病情较重，需配伍其他穴位，则在针毕主穴后，随即针灸其他配穴。如火象很重者，则先针大陵，可随后配伍针内庭或太冲等；痰湿很重者，在针内关后，可随即配伍针支沟或丰隆；如神不守舍很重者，在针神门后，可随即配合针神庭、本神。这样就能加强处方主穴的治疗能力，治疗目的就更容易达到。

2. 病位远近之先后 痛证是针灸治疗的优势病种，但临床痛证很多，大体有躯体痛和内脏痛的区别，我们一般把躯体痛称为痹病。临床研究发现，痹病和内脏痛的针刺先后顺序是不同的，前者先近后远，后者先远后近，也就是说，痹病以近部选穴为主为先、远端腧穴为辅为后，内脏痛以远端选穴为主为先、近部腧穴为辅为后。这是因为痹病的定位明确、疼痛局限，以痛为输是其主要的治疗原则；而内脏痛的发生部位深且定位模糊，同时伴有蠕动、充血、牵涉痛和自主神经反射等复杂的临床表现和特点，所以以远治作用为主，通过远端腧穴调整经络，待经络顺畅后，局部症状减轻，再在内脏部位的附近选穴针刺，既不会伤及内脏，效果也会更好。如"肚腹三里留，腰背委中求"正是远治作用优先的体现。

3. 其他针灸之先后

（1）同类腧穴针灸之先后：所谓同类腧穴，是指在一个处方中属同一治疗方向的腧穴。如哮喘病的针刺处方中，间使、支沟是一组常用的对穴，具有活血利水之效，主要针对哮喘之宿根痰瘀伏肺而设，临床一般先针间使、后针支沟。为什么？根据中医"血不利则为水"的理论，间使属手厥阴心包经，又是鬼穴之一，且心主血脉，故先针间使可通过化瘀以利水，切断水之源头，然后再针手少阳三焦经之支沟，因三焦既为水道，又为气道，可疏通水道，给水湿以去路。

（2）脏腑辨证之先后：化湿方以治疗湿证为主，临床按阴陵泉、三阴交、支沟、少商、太溪、束骨次序针刺，体现了针灸处方君臣佐使的关系。

既然是湿证，首先我们要弄清楚"湿"从哪里来。明代医学家李中梓说："脾主运行，肺主气化，肾主五液。凡五气所化之液，悉属于肾；五液所行之气，悉属于肺；转输二脏，以制水生金者，悉属于脾。"可见"湿"的产生与肺、脾、肾三脏关系密切，所以临床祛湿化湿的思路是宣上、畅中、渗下。但是三脏之中，脾运化功能之强弱与湿关系尤为重要。如《素问·至真要大论》云："诸湿肿满，皆属于脾。"就是告诉我们凡与湿、肿、胀满有关的疾患都与脾相关，所以首先取足太阴脾经之阴陵泉、三阴交为君，就是健脾强脾以畅中化湿。其次脾强健了，那么水湿往哪里走？《素问·灵兰秘典论》云："三焦者，决渎之官，水道出焉。"什么意思？告诉我们三焦乃水道，是水液升降出入的通道。三焦通则上焦可宣、中焦可运、下焦可渗，有利于水湿从不同的渠道外泻，所以第二步取手少阳三焦经之支沟为臣。少商、太溪、束骨乃佐使之职，以助君臣宣上渗下之能，有利于水湿之化。"肺为水之上源"，属木之少商应肺，或可取络穴列缺；"肾乃水脏"，原穴太溪应肾。为什么要针束骨呢？我们讲过开阖枢理论，太阳主开，束骨为足太阳膀胱经的输穴、属木，主疏泄，借助阳气的开泄，更利于水湿的排泄。可见从针刺顺序的层层递进，可以看出化湿方的作用机理。

综上，针灸治疗既不是刺激量越大越好，也不是刺激次数越多越好，关键是恰到好处，目的是使机体既能接受这种刺激，又能对这种刺激做出最有效的反应；同时，腧穴的"出场顺序"一般来说也决定了其在处方中君臣佐使的地位，而这正是区别于中药处方君臣佐使的不同之处。

五、古代针刺方法及其内涵

自《黄帝内经》以来，历代医家对针灸刺法的重视由来已久，且随着时代的发展，刺法也在不断完善中，对后世具有深远的影响，值得后学者继承。

刺法和手法有什么区别？在我们现行的教科书上，没有详细的刺法之说，都是手法，如提插是手法、捻转也是手法、补泻也是手法。但是在古代确有刺法和手法的区别，只是现在都将刺法淡化掉。那么，到底什么叫刺法，什么叫手法？在临床针灸整个治疗的过程中，刺法和手法怎么运用？如何配合？是值得我们深究的一个问题。

古人对刺法和手法讲得很清楚。刺法是针刺的一种方法，强调针刺本身，就针而言。手法是针对医师的手，是想通过手达到一定目的，是主观的，代表着医师的主观意愿，故在古代，手法一般指补泻手法，针对患者是虚证还是实证，通过手法达到纠偏的目的。

我们常常说理法方穴，针刺从进针到出针，你心里首先要有个针灸处方。但是这个还是不够，针刺不是从进针到出针就结束的一个动作，而是包括进针、行针、留针、出针的一个过程。那么，行针的目的是什么？是为了得气！经云"气至而有效"，意思是气不至则无效。那么，在不得气或者得气不强的情况下，怎么办？这就要靠行针，通过运用刺法通经接气，促进经气的通畅而达到得气的目的，故刺法不是补泻手法。当得气之后，再根据辨证属虚证、还是实证、或是虚实夹杂证，采取补泻手法以达到补虚泻实的目的。因此，在针刺的整个过程中，刺法一定要在补泻手法之前，如果没有先用刺法得气，补泻手法就无法获得补虚泻实的效果，两者必须相互配合，这就是刺法与手法的区别。

现在有些临床医师觉得针灸很简单，找到穴位后进针、留针、出针就完事了。有没有效果呢？有，因穴位本身就有近治作用，只要针下去，给它一个刺激，就会有反应。但是反应之快慢、疗效之好坏就得讲究细节，这也是针灸匠与针灸家的区别。

《黄帝内经》是针灸理论形成的开山之作，十分强调刺法，对手法也有很多论述，可见刺法和手法都是一样重要的。《黄帝内经》告诉我们"盛则泻之，虚则补之，不盛不虚，以经取之"，这些都是补泻的原则。又云："经脉者，所以能决死生，处百病，调虚实，不可不通。"那么如何"通"呢？通过刺法通畅后，再行手法。

后世医家在《黄帝内经》的基础上，不断地补充和完善，如《难经》《针经指南》《金针赋》，以至明代杨继洲的《针灸大成》等等，尤其《针灸大成》是针灸史上第三次大的总结。

（一）刺法

1. **《黄帝内经》刺法** 《黄帝内经》中共有二十六刺法，主要记载在《灵枢·官针》中，其云："凡刺之要，官针最妙。"什么是官针？指大家公认的针具和操作方法。其中有二十六刺，包括五刺、九刺、十二刺。强调针刺的变异性和灵活性。什么是针刺的变异性？就是不同的疾病用不同的刺法。灵活性呢？是指用针的多少和用针的深浅都是不一样的。我们学习它们的重要目的是如何将这些刺法灵活运用于临床。

五刺是根据五脏的功能定位而创立的 5 种刺法，因为古人始终以五脏为中心。其中"半刺"乃浅纳而疾出，如拔毛状之刺法。适应证是肺之疾，因肺主皮毛，外感之邪侵犯于肺，其病位多在表浅，所以针刺宜浅。记得《温病条辨》曰："治上焦如羽，非轻不举。"近代著名中医学家蒲辅周的"时时轻扬法"与半刺之治有着异曲同工之妙。如临床针对外感风寒导致的感冒、咳嗽等，我们针刺太渊、列缺、少商等腧穴时，一般采用半刺法，浅刺而发散表邪。"豹纹刺"，一是点刺出血、二是一针多刺，如豹纹般。根据心主血脉，血热气壅所致之疾而创立。如以红、肿、热、痛为主症的急性关节炎等，临床多运用豹纹刺，以达到热随血出、通而不痛的目的。"关刺"之关者关节也，十二经筋结聚于关节处，故关刺是以针刺关节为主的刺法。因肝主筋，膝为筋之会，所以关刺针对的是关节拘紧不舒、伸缩不能自如之证，临床在治疗关节疾病时常用。"合谷刺"又俗称鸡爪刺，是指在肌肉丰厚之处向 3 个不同方向针刺的方法。脾主肌肉，临床因脾之功能失职而导致的疾患均可采用合谷刺。如痿证，临床就常在阳明经的腧穴上运用合谷刺。"输刺"指深刺、直刺。因肾主骨，骨深在里，中医有"久病及肾"之说，所以肾之疾采用输刺。如临床选三阴交治疗肾虚证时，一般针刺应深至骨面达地部，否则收效甚微。

那么九刺呢？九刺包括输刺、远道刺、经刺、络刺、分刺、大泻刺、毛刺、巨刺、焠刺。但我们可以分为 4 类：一是根据取穴方法的不同，有输刺、远道刺和巨刺。输刺是选取荥、输、经、合等特定穴治疗五脏病的方法，如脏腑功能虚弱取原穴，脏腑功能失调取合穴；所谓远道刺，可想而知是治疗远部的疾病，临床常用的有上病下取、下病上取，如失眠取行间、太溪治疗；巨刺是病在左取之右，反之亦然，如临床上一般情况下，久病以治健侧为主。二是根据经与络的不同，有经刺和络刺。即在经治经，在络治络，如临床常用的刺络疗法。三是根据深浅不同，分为毛刺与分刺。毛刺就是我们说的梅花针叩刺，主要作用于皮部；分刺的话，是刺于分肉之间，但较合谷刺浅。四是特殊刺法，有大泻刺、焠刺。大泻刺如常说的切开引流；焠刺就是燔针刺、火针，即将烧针刺入腧穴，临床用于沉寒痼疾。

而十二刺根据针刺的针数不同，归纳起来可以分为一针刺、两针刺、三针刺、四针刺、五针刺。

一针刺包括报刺、直针刺、输刺、短刺、浮刺、赞刺。所谓报刺，乃随报随刺，一针多穴，用于游走性疼痛症，也就是临床痹病中的行痹。直针刺、浮刺、赞刺属于浅刺的范畴。其中直针刺之"直"就是直对病所，即针尖方向直对病所，引皮乃刺之。如针刺列缺常常逆经方向、直对胸部，平刺在皮下。浮刺与五刺中的半刺一样，是治疗病邪表浅之疾的一种刺法。赞刺类似豹纹刺，但豹纹刺是一针多刺，而赞刺乃一针一刺，一般用半寸的针。如患儿鼻塞针刺少商、发烧时用三棱针针刺商阳等都是赞刺法。

另外，输刺、短刺属于深刺范畴。这里的输刺与五刺和九刺中的输刺有什么区别呢？此"输"非彼"输"也。此处之输刺含疏散之义，是针对气盛而热之证采取的疏散之法；五刺里的输刺是直入直出之法；九刺里的输刺仅是选穴的方法。比如对于高血压或高热不退的患者，常在大椎运用输刺法治疗，针刺得气后即可出针，往往效如桴鼓，这也是异病同治。

那么，什么是短刺？第一个要点是记住 6 个字，即"距离短，靠得近"；第二个要点是"以上下磨骨也"，这是《黄帝内经》的话，也就是临床上我们说的"擦骨膜"，要领就是用针"以上下磨骨也"，当我们用针擦骨膜时，会有一种"咯吱咯吱"的感觉。长期的临床实践证明，当针刺阳陵泉时，如果没有采取这种方法，疗效可能就会大打折扣。

两针刺有偶刺、阴刺、傍针刺。偶刺，偶者双也，以前后刺为主，如俞募配穴或者前后相配；临床治疗肺系疾病，如支气管哮喘选膻中配大椎或中府配肺俞等就是偶刺。阴刺之"阴"有两个含义，其一在《黄帝内经》里面的原意是治疗寒厥的，用阴代表阴寒；其二是代表"阴面"，也就是左右同名经穴同时针刺。如左耳耳鸣，临床不仅针刺左耳的腧穴，同时也针刺右耳的腧穴，目的是调动左右同名经之气血，故与偶刺也一样，都是为了协调阴阳。正如古人所说："一阴一阳之谓道。"道是什么？道法自然，人体阴阳平衡很重要。

何谓傍针刺？一针直刺、一针斜刺。傍针刺的作用是什么呢？古人认为，久痹、深痹的治疗，深刺 1 针的作用还不够，在直刺之旁再刺 1 针，目的是加强针感，汇聚力量。如临证肩周炎的治疗常采取这种方法。

齐刺是三针刺，古代也叫三刺，"以治寒气小深者"。"齐"乃整齐划一也，即 3 根针是平行的、一致的。怎么刺呢？如果是单一的经脉病，同一经纵向齐刺；如果是多经病，横向齐刺，如刺气街就是横向的。

四针刺指恢刺。"恢"是什么意思？第一，恢复其功能；第二，缓筋解急。"恢刺者，直刺傍之，举之前后，恢筋急，以治筋痹也"，这是《黄帝内经》里面的话。显然告诉我们，在病处的四周针刺，如兵法中的声东击西。比如我们常见滞针的情况，这时只要在原针的前后左右针刺，滞针一会儿就松解了，这就是恢刺。所以临床对于固定性疼痛、局限性疼痛等都可以用恢刺法。

五针刺的扬刺又称围刺，"扬"者散也，是一个浅刺的方法，临床多用于皮肤病。如治疗带状疱疹时，扬刺就是一种有效的刺法。

这就是《黄帝内经》的二十六刺，告诉我们什么呢？针灸刺法是丰富而多样的，每一种刺法都有它的独特性，给我们临床提供了多样化的选择。但无论何种刺法，必须遵循《素问·宝命全形论》所言"凡刺之真，必先治神"。

2. 飞经走气四法 飞经走气四法又称"龙虎龟凤"刺法，包括青龙摆尾、白虎摇头、苍龟探穴、赤凤迎源4种方法，是《金针赋》中刺法的主要内容之一。

要点是什么？青龙摆尾之摆尾，就是摆动针柄。青龙摆尾有两个关键：第一，针刺的方向要针向病所，斜刺；第二，摆动针柄，不是针体，或左或右，感觉手下有得气的感觉就可以了。青龙摆尾，我在临床经常用，感觉未得气，我就用，如果不行，我再换。白虎摇头是什么？它的关键点有什么？刚说了，青龙摆尾是斜刺。白虎摇头是直刺，先深后浅，先针到深部，摇动针体，再到浅部摇动针体；青龙摆尾涉及一个层次，白虎摇头涉及两个层次。两个都是一旦得气就可以不做了。苍龟探穴临床运用广泛，如选"七星台穴"治疗肩周炎的时候，我们就用苍龟探穴；在全息（第1掌骨）治疗喉咙痛，我们也常用到苍龟探穴，把它经气分开。赤凤迎源，更复杂。青龙摆尾不得气，我可以用白虎摇头，再不行，可以用赤凤迎源。赤凤迎源涉及三个层次，先直刺，直刺到深层，到深层后再提到浅层，即从地部到天部，然后再到人部，在人部的时候给予强力的捻转；捻转的时候跟平常不一样，它是左捻一下，右捻一下，放开，像飞法一样。

（二）手法

1. 《黄帝内经》补泻法 包括现在常用的补泻法，即捻转补泻、提插补泻、徐疾补泻、迎随补泻、开阖补泻、呼吸补泻等。如《素问·八正神明论》曰："以息方吸而内针，乃复候其方吸而转针，乃复候其方呼而徐引针，故曰泻必用方，其气乃行焉。补必用员，员者行也，行者移也，刺必中其荣，复以吸排针也。"《素问·刺志论》云："入实者，左手开针空也；入虚者，左手闭针空也。"《灵枢·小针解》云："徐而疾则实者，言徐内而疾出也。疾而徐则虚者，言疾内而徐出也。"等等。

2. 《难经》补泻法 《难经》论补泻手法，重点提到营卫说和动作说。营卫说是什么？先说营卫哪里来，由中焦脾胃生化而来，营是营行脉中，属阴，卫是卫行脉外，属阳。所以，什么叫营卫说？"当补之时，从卫取气。"什么意思？针刺的时候，针到浅部，把卫气集中到针下，往下伸，就是由浅入深。"当泻之时，从荣置气。"所以针是先深，再往浅部走。我在这里补充一种情况，平常在临床，有的患者，你刚用这些刺法得气完，在行补泻的时候发现，手下又没有得气的感觉了。是不是会出现这种情况？男的、女的不一样。因为"男性在卫候气，女性在营候气"，所以遇到上面的情况，对于男患者可以把针稍稍提到卫分，再候一候气，等针下有得气的感觉时再行手法；对于女患者，可以把针刺到深部候气。

同时，根据经脉之顺逆，提到迎随补泻法。如《难经·七十二难》云："知荣卫之流行，经脉之往来也。随其逆顺而取之，故曰迎随。"张世贤注释为："凡欲泻者，用针芒朝其经脉所来之处，迎其气之方来未盛，乃逆针以夺其气，是谓之迎。凡欲补者，用针芒朝其经脉所去之路，随其气之方去未虚，乃顺针以济其气，是谓之随。"再者，提插补泻法，如《难经·七十八难》云："得气，因推而内之是谓补，动而伸之是谓泻。"

3. 《金针赋》补泻法　主要是复式手法，有 6 种：烧山火、透天凉、阳中隐阴、阴中隐阳、子午捣臼、龙虎交战。顺便说一下单式手法，很简单，即提插、捻转、迎随、呼吸、徐疾、开阖。烧山火、透天凉，教科书上学过，纯补纯泻。烧山火纯补，以 9 为数，适合纯寒证；透天凉纯泻，以 6 为数，适合纯热证。这个很简单，但是临床少用，因现在大都是寒热虚实夹杂的病。那么对于寒热虚实夹杂证，我想用针对寒热并作的手法，怎么办呢？《金针赋》告诉我们另外 4 种针对虚实夹杂、寒热错杂的手法。在这 4 种手法里面，有 3 种是先补后泻的，即阳中隐阴、子午捣臼、龙虎交战；另外一种阴中隐阳，是先泻后补的。大家应分清楚先补后泻针对什么疾病。正虚邪恋的疾病，比如哮喘、慢性阻塞性肺疾病，就是正虚（肺脾肾虚）邪恋（指宿根），应先补后泻。那么阴中隐阳呢？它先泻后补，针对虽体质虚，但有外感的情况。比如我们临床用桂枝人参汤，以邪实为主，但有正虚。

再来详细说说它们的操作方法。阳中隐阴，先浅层行补法，九阳数，再深层行泻法，六阴数，即先浅后深，先补后泻。有人问：为什么六为最大的阴数，而不是八？古人说"阳进阴退"，阳进，所以取最大的阳数九；阴退，所以取最大阴数八的下一个六，以退为进。阴中隐阳呢？先深层六阴数泻，再浅层九阳数补，即先深后浅，先泻后补。曾治一水肿患者，因为是老太太，正虚比较明显，第 1 次在阴陵泉行先补后泻手法，效果很好，第 2 次就诊时自诉水肿明显消退。子午捣臼，它比阳中隐阴复杂，纵向直刺，分 3 层，三进两退为一度乘上三，天部 9 次补，人部 9 次补，地部 9 次补，退至人部 6 次泻，天部 6 次泻，这样为一度，做 3 次；龙虎交战，横向的捻转，先补后泻，左转 9 次，再右转 6 次。这 4 种手法是补泻并作的，针对寒热夹杂、虚实夹杂之证。

当然，明代杨继洲《针灸大成》是针灸史上集大成之作，总结和汇聚了明代以前历代医家的精华。如"欲补之时，气出针入，气入针出；欲泻之时，气入入针，气出出针。""补针左转，大指努出；泻针右转，大指收入。"等等。

（三）东垣针法

什么是东垣针法？东垣针法的内涵是什么？在临床上怎么运用呢？

自从李杲（号东垣老人）首次将"东垣针法"著述在《脾胃论》之后，后世医家都将"东垣针法"作为一个很重要的内容收录到他们的著作中，如明代针灸家高武、杨继洲等，可见东垣针法的地位无可替代。为什么？纵观历史，东垣针法有两大贡献：一是从针灸的角度完善了李杲的补土思想；二是使针灸的治则、治法得到补充和发展，丰富了针灸的治疗方法。

首先我们看明代医家高武所著《针灸聚英》中"东垣针法"的全文，从内容上来说，大概分成四大段。

第一段和最后一段都列举了临床案例。其中第一大段告诉我们"东垣针法"的学术思想不是自己凭空想出来的，而是有渊源的，如第一句话"东垣针法，悉本《素》《难》……"什么意思？《素》代表《黄帝内经》，《难》代表《难经》，正如《温病条辨》的第一方是桂枝汤而不是银翘散一样，温病大家吴瑭想要表明的是温病思想是在张仲景《伤寒论》的基础上发展而来的。所以我常常告诉大家一定要沉下心来读《黄帝内经》《伤寒论》等，这样才能看到整个学术思想的全貌，这就是溯本求源。

紧接着"东垣针法"举了两个《黄帝针经》收载的病案：一是"胃病者，胃脘当心而痛……取三里以补之"，这可能就是后世"肚腹三里留"的最早临床案例；二是"脾胃虚弱，感湿成痿……"之治疗，提出痿证的早期治疗思路是调和营卫。

第二大段："东垣曰：胃气下溜，五脏气皆乱……命曰治乱也。"

第三大段："东垣曰：阴病治阳，阳病治阴……下工岂可不慎哉。"

这些都是"东垣针法"的重点内容，分别阐述"同精导气、导气同精"和"阴病治阳、阳病治阴"的具体方法，也是针灸刺灸学中的重点。

1. 东垣针法之治五乱　东垣针法之"五乱"理论来源于《黄帝内经》。

因从脾胃虚弱的角度，阐述了五乱的病机，所以东垣补土思想与《黄帝内经》一脉相承。

首先，"东垣曰：胃气下溜，五脏气皆乱，其为病互相出见。"什么是五脏气皆乱？同时指出"乱"之所在是气在于心者、气在于肺者、气在于肠胃者、气在于头者、气在于臂足者。

《针灸学》总论里有"根结、标本、四海"。其中，四海是什么？"海"乃气血汇聚之处。四海包括髓海、血海、气海和水谷之海，分别表现在哪儿呢？中医认为，髓海在头，血海在十二经脉，气海在胸，水谷之海在胃。所谓"五脏之乱"实际是指气血之乱，所以五乱主要表现在四海之乱。其中，"气海"之乱表现于心、肺，因胸中有心、肺；"水谷之海"之乱表现于胃肠；"髓海"之乱表现在头；"血海"之乱表现在足臂，因十二经脉循行于手足。

那么"胃气下溜"何以导致五乱呢？首先，从气的运动形式升降出入看，实际上所有的脏腑都有升有降。但在五脏中包含心与肾、脾与胃、肝与肺三个方面的升降运动，即心火下降温养肾水、肾水上升滋养心火，此其一；脾升胃降，此其二；左升右降，肺主降肝主升，此其三。其中，脾胃气机升降是中轴，是人体重要的枢纽。第二，所谓"胃气下溜"指胃气虚弱，即脾胃之气亏虚，营卫气血生化之源不足，一可导致营卫之气运行不畅，出现清浊相干，二则中焦脾胃气机升降不利，枢纽失灵，故四海之气血逆乱而致五乱。

《黄帝内经》有专篇论述五乱。《灵枢·五乱》认为："气乱于心，则烦心密嘿，俯首静伏；乱于肺，则俯仰喘喝，接手以呼；乱于肠胃，则为霍乱；乱于臂胫，则为四厥；乱于头，则为厥逆，头重眩仆。"很形象、很契合地描述了五乱的临床表现，这也是临床审症求因、辨证论治的依据。

如"乱于肺"时以"接手以呼"来形容呼吸困难，"接"者按也，"接手"者两手交接，即胸闷满胀，呼吸困难，两手不断地换用，以按住颈胸部的样子。慢性阻塞性肺疾病患者在急性发作时正如古人所述，是肺之宣发肃降功能失调的表现，故治疗时既要辛温宣发，又要酸收敛降，使肺气呈条达顺畅的状态。临床不论何证，凡兼夹咳嗽时，在原辨证处方的基础上，张仲景治咳喜用宣敛并调法。其宣肺主以干姜，敛肺多用五味子，旨在取干姜温燥辛散，性主动，能温肺散寒以宣贮痰之邪，五味子酸收而敛，性主静，能上敛肺气、下摄肾气，二者一动一静，一散一收，既与肺司宣发肃降之机相契合，又可相互制约，使干姜辛散而不致太过而耗气，五味子酸收而不致壅塞而留疾。如《伤寒论》第96条小柴胡汤证下加减法言："若咳者，去人参、大枣、生姜，加五味子半升、干姜二两。"又《伤寒论》第318条四逆散证下加减法提到："咳者，加五味子、干姜各五分，并主下利。"

针对"五乱"之症，东垣引用岐黄之言："黄帝曰：五乱者，刺之有道乎？岐伯曰：有道以来，有道以去，审知其道，是谓身宝。"什么意思？黄帝问，五脏之乱用什么方法针刺治疗呢？岐伯答，有道以来，有道以去。就是说，从哪条道来就从哪条道去。这就是东垣提到的"同精导气、导气同精"。

2. 东垣针法之同精导气与导气同精　那么，什么是同精导气和导气同精呢？同精导气与导气同精不仅补充和完善了《脾胃论》补土的思想，而且发展了《黄帝内经》的导气理论，是东垣针法的重要内容之一，以治五乱而设。它们之间有何异同呢？

首先，什么是导气？"徐入徐出，谓之导气"，看来导气是一种针刺手法。此法的特点是在深刺的基础上，缓慢行针。其作用有二：一是调补脾胃中焦之气，使全身气机谨守其处，各归其位；二是升补脾胃阳气以平阴火。

那么同精是什么意思？"同精"有两个含义：一是共同保养精气之意。从中焦来说，李杲认为营气和卫气是同出于脾胃的，故不论是营气还是卫气，都是精气重要的组成部分，这也是同精的作用。二是精妙之意。《灵枢·通天》云："盛者泻之，虚者补之……不盛不虚，以经取之。"告诉我们，补泻手法是针灸的一个很重要的方法。原文中"徐入徐出，谓之导气；补泻无形，谓之同精"，意思是导气与补泻手法虽不同，但两者一样精妙可信，这是一种对导气手法的赞叹语。记得治一有食管癌病史的六旬女患者，以气逆咳喘为主症，临床治疗取太渊正是以导气法针刺，每获疗效。

古人的东西字字珠玑。"东垣针法"所讲"同精导气"和"导气同精"，有没有差别？异同点是什么？它们的共同点都是调补脾胃，强化后天之本，同时通过健中土而平五脏。这也是导气法深刺的理由，正如《灵枢·终始》提到的三刺法，即一刺出阳邪，二刺出阴邪，三刺出谷气。所谓出谷气正是为了调补后天之本，如气在于心取神门、大陵。为什么？两者分别是心经、心包经的原穴和输穴，五行均属"土"，乃从土取气之意。

根据东垣之说，同精导气涵盖了气在于心、气在于肺、气在于肠胃和气在于头，针对脏腑气机紊乱引起的症状；导气同精针对气乱于臂足，适用于肌肉筋骨疾病。由此可见，同精导气和导气同精的适应证是不一样的。

3. 东垣针法之从阳引阴、从阴引阳　作为东垣针法的重要内容之一，

"从阳引阴、从阴引阳"与"同精导气、导气同精"之间有什么不同呢？"从阳引阴、从阴引阳"具体含义是什么？在临床上怎么运用呢？

我们已经知道，"同精导气、导气同精"是一种为五乱之治而设的针刺手法，而"从阳引阴、从阴引阳"则完全不同，它是一种选穴的方法。临床我们曾经讲过"从阳引阴、从阴引阳"和"阴中隐阳、阳中隐阴"的区别，也就是"引"与"隐"的差别，一个是引导的"引"，一个是隐蔽的"隐"，后者也是手法。

李杲在《黄帝内经》《难经》的基础上，充分发挥从阳引阴、从阴引阳的选穴理论，广泛运用于临床而获效。如《名医类案》所载李杲病案：一贵妇患痞证，夜半腹胀甚，难以支撑，夜不能寐。此乃脾阳失运，不能运化水谷精微，当降不降，当升不升，聚而不散所致。故灸足阳明胃经之募穴中脘治之，配合服用木香顺气汤则愈。此处体现的正是阳病在阴证之从阴引阳法，所以常用的是阳病取募、阴病取俞。当然，"从阳引阴、从阴引阳"并不局限于俞募穴，从广义上讲，背为阳、腹为阴，从阳引阴可选取背部腧穴，从阴引阳可取胸腹部腧穴。如慢性肺系疾病，如支气管哮喘、慢性阻塞性肺疾病等，临床除取肺俞外，还可选大椎、风门等背部腧穴针刺治疗，这也属于从阳引阴法。

可见从阳引阴法与从阴引阳法针对的是阴病在阳证和阳病在阴证，所以首先必须辨别清楚：第一，什么是"阴病"和"阳病"？实际上是指病因，分别表示属阴性和阳性的病因。第二，什么是"在阳"和"在阴"？是指病位，如左阳右阴、前阴后阳等。大接经全息疗法治疗中风偏瘫正是根据阴病在阳证和阳病在阴证，采取从阳引阴法与从阴引阳法。

4. 东垣针法治痿病之思想　李杲在《黄帝内经》"治痿者独取阳明"的指导下，从脾胃立论的角度，创立了以补土壮肌为宗旨的独特的针灸处方，拓展了后世医家用针灸治疗痿病的临床思路。

何谓痿病？痿病是以肢体软弱无力、筋脉弛缓，甚则肌肉萎缩或瘫痪为主要表现的肢体病证，临床以下肢痿弱多见，故又称"痿躄"。"痿"乃肢体痿弱不用也，"躄"是指下肢软弱无力、不能步履。

中医"治痿者独取阳明"的观点沿用至今，此说出自《素问·痿论》，可见早在《黄帝内经》时代，古人对痿病就有一定的认识。历代医家均崇《黄帝内经》的解释，意思是阳明为多气多血之经，与脾胃相关，主四肢肌肉，故阳明实则能治痿病。但是临床应该怎么运用呢？

实际上《黄帝内经》对痿病的治疗是有明确所指的，即"各补其荥而通其俞，调其虚实，和其逆顺，筋脉骨肉。各以其时受月，则病已矣"。这是针对五脏皆可致痿制订的针灸方法，并强调在五脏之气旺盛之时治之。如高士宗曰："各以其四时受气之月而施治之。"故取阴经的荥、输穴为主（因其荥穴属火、输穴属土），以补火生土，以阴生阳，促进阳明充实而长肌肉治痿病。这与春秋战国时期古人注重阴阳的思想有关，强调阴是物质基础、阳是功能表现的阴阳互根性，正如"阴在内，阳之守也；阳在外，阴之使也"，也就是说"治痿者独取阳明"是治痿病之目的。

李杲继承了《黄帝内经》的思想，同样以荥、输穴作为主穴治疗痿病，但不同的是以"二间、三间深取之，内庭、陷谷深取之"。为什么？因二间、内庭为手足阳明经的荥穴属水，三间、陷谷为手足阳明经的输穴属木，其意在于以水养纳阴火，以木升达正阳，引导脾胃之阳气上升以平阴火，正是体现了导气法之思路，从而完善了李杲《脾胃论》补土思想的治疗方法。

总之，东垣针法源于《黄帝内经》，然而从脾胃的角度，补充和弘扬了《黄帝内经》的思想，这就是后世医家将"东垣针法"作为很重要的内容继承下来的原因。

六、灸法探秘

灸法起源于原始社会人类学会用火之后，早在《黄帝内经》中就有记载。如《素问》云："脏寒生满病，其治宜灸焫。"如古时岭南之地乃边远荒凉之处，天气炎热潮湿，丛林树木较密，外来者易患病，当时多认为由山岚瘴气所致。经摸索和观察，人们发现预防山岚瘴气伤人最好的方法就是灸法，甚至使用瘢痕灸。正如《备急千金要方》云："凡入吴蜀地游宦，体上常须三两处灸之，勿令疮暂瘥，则瘴疠温疟毒气不能著人也，故吴蜀多行灸法。"在腧穴的选用上以健脾补阳为主，如足三里、中脘、大椎，甚至选用气海、关元等。除了防治疾病之外，人们发现灸法还有保健作用，如"若要安，三里常不干"正是常用的一种延年益寿的方法。

王焘唯恐医者以针伤人，在《外台秘要》中提出"唯取灸法"说，所以唐代医家多盛行灸法。明代医家李梴《医学入门》曰："药之不及，针之不到，必须灸之。"可见灸法是临床不可或缺的一种治疗方法。

（一）灸法的内涵

《说文解字》曰："灸，灼也。"可想而知，灸法是以温为主，在临床体现温通、温补、温散的作用。其中，温通是指灸法的温热能通经活络，行气活血，通达三焦，有"去宛陈莝"的能力。温热一方面能使经络松弛，另一方面又能振奋经络，强化经络功能，所以能祛在外之风寒湿，拒邪于体表。温热还能使气血活动能力增强，以致流通能力加强，流通速度加快，所以对气停、气滞、气不至、血阻、血滞、血瘀等有比较直接的治疗效应。又因为水湿属阴邪，所以灸疗的阳热能推动水液的运行，对各类水肿、湿滞三焦、水停肠胃等有较好的祛除作用。由于以上各种功能的作用，故灸法能祛除体内的各种病理产物。

温补是指灸法能振奋阳气，强壮脏腑，从而使机体回复到高位的阴阳协调上来。灸法的温补不仅是补气、补阳，补少火，加之温热能去寒湿，故还能降龙雷之火。温热能温暖中焦，强壮脾胃功能，故还有促进血液生长的能力，是一种阴阳双补的效应。因此，灸法适用于阳气虚弱，脏腑功能低下、不协调，气虚血弱、肝不藏血、脾不统血、心主血脉无力等病理现象，对身体疲软无力、食欲减退、活动能力减弱、性欲低下、内环境失衡，以及出虚汗、虚热、失眠、紫癜、眩晕、耳鸣、尿频、便溏等表现有较好的改变能力。

灸法的温补虽然不能直接增加体内的物质，但由于脏腑功能恢复正常，阳气振奋，故机体获得了从后天提供有用物质的能力，进而改变身体状况。这种获得不仅仅是从外界获取，而且是一种从根本上改变机体获取能力的方法，故属于标本兼治的方法。

温散是指灸法的温热有向周边散开的作用。气滞、气郁不仅会引起气机运行不利，而且长期积聚在一起，会出现"气有余便是火"的病机，导致一些火热之症，如痈疽疮疡、喉痹腮肿、眩晕眼花、烦满易怒、尿赤便结等。而且由于"气为血之帅，气行则血行"，气不能正常运行，也会引起血滞，甚至血瘀，出现胁痛、眩晕、吐血、衄血、便血、痞块、痛经等表现。所谓癖，是指生于两胁的癖块。开始时如《杂病源流犀烛》所说"潜匿两肋之间，寻摸不见，有时而痛，始觉有物"，此时称之为癖气，时有时消。逐渐痰湿阻结，形成癖结，如《诸病源候论》所说"此由饮水聚停不散，复因饮食相搏，致使结积在于胁下，时有弦亘起，或胀痛，或喘息短气，故云癖结"。最后可以发展为癖积，如《医钞类编》所说"陈飞霞曰：癖者，血膜裹水，侧癖胁旁，时时作痛，时发潮热，或寒热往来似疟"。这一疾病则称癖疾。

癖疾与西医所说的腹内各类肿块相关。由于见于小儿，多与消化系统疾病关系密切，如小儿疳积病也可发展为癖疾。

《万病回春》介绍了一种灸法，即灸癖之根。这里所说的灸穴在小儿背脊中，自尾骶骨用手揣摸脊骨两傍，有血筋发动处，共两穴。这两穴多在肝俞、脾俞、胃俞、胆俞附近，皮肤上有红黑色小瘀斑，揉按时，皮下有较硬的筋状物。《神灸经纶》也介绍说："凡治痞者须治痞根，无不获效。其法于十二椎下当脊中点墨为记，墨之两旁各开三寸半，以手揣摸自有动处，即点墨灸之。大约穴与脐平，多灸左边或左右俱灸，此痞根也。或患左灸右，患右灸左亦效。"十二椎下旁开 1.5 寸是胃俞，再旁开 1.5 寸是胃仓。可见这一横切面与胃的关系很密切，可见此处对调整胃气有效。

气机积聚后，在灸疗温热的作用引导下，也可得到散开的效果，所以灸法使用得当，是可以治疗热证的。虚火可以治，实火也可以治。但是在邪正斗争非常剧烈的时候，就得非常小心，关键是要掌握好灸疗的热量和用灸的方法。要起到引导气机的作用，达到温散效应才行，否则容易引起变症和坏症。

灸疗包括温焫、温熨、温烤 3 个方面。温焫：一是指温度比较高的热量或明火；二是指直接对皮肤某个点、穴位或较小的局部进行温热刺激；三是指直接热源，就是直接将火源与皮表接触。如艾炷灸、太乙神针灸等方法所出现的热效应。由于这种方法，热量比较充足，给热的时间比较快，热刺激的点比较集中，短时间内对腧穴和经络的调整比较明显，长时间后对脏腑也有调整作用。一般对病位在肌肉、筋膜，经络长期阻滞，气血不通而形成的慢性疾病更具有优势，比如痹病、瘘病、皮肤疣等。其后期效应对体内痞块，脏寒所生的满病等也有治疗作用。临床上多用于慢性病、久治不愈的顽固性疾病。

温熨：一是指热量较平和而持久；二是指直接对较大面积皮肤以及 1 条或数条经络进行温热刺激；三是指热源与皮表接触的时间较长，基本上是在治疗的全程中使用；四是指间接热源，借助于其他能较好保持热量的物体，让其首先受热，比如先将食盐、石头、砖瓦等在火中炒（烧、煨、煅）热，后包裹起来（或在醋中蘸过后再包裹，或在汤药中泡过后再包裹），再进行熨疗（有时还可在熨疗部位先垫上布或纸张隔热，以减轻热源的刺激强度）。由于这种方法所用热源有保温能力，可以使用较长时间，所以其温熨的范围比较大，使机体受热的时间比较长，对经络、穴位的刺激温和而持久，一般对病位在肌肤、肌肉、血脉、筋膜的急性风、寒、湿停滞或长期气滞血瘀有较好疗效，如身体的急性或亚急性风寒湿痹疼痛、下肢静脉曲张、痛经、缩阴症、癥瘕积聚等。

温烤：一是指热量可以随意变动，可强、可弱、也可保持定量；二是指热源较为持久，几乎体现在整个治疗过程中；三是指温烤的部位大小介于上述二者之间，有时虽然是温烤一个穴位，但受热的部位比一个穴位要大得多；四是指直接热源，但又是间接（经过空气传播）刺激。比如艾条灸所出现的热效应。这种疗法一般来说，对经络、穴位的刺激温和而持久，还可以根据不同情况进行热源变化，所以能充分调动经络、穴位的功能，主要靠经络穴位的功能作用对疾病进行治疗。使用的范围比较宽，尤其对较为深层的疾病、脏腑疾病等较有优势，如失眠、水肿、哮喘、肠胃功能不调、肝脾肿大、性欲低下、白带、阳痿、截瘫等。

（二）灸法的补泻法

灸法温补历来没有争议，从而导致人们误以为灸法只补不泻。而且大多临床医师认为，补需要温，而灸法以温热见长，故有温经行气、温热散寒、温肾回阳、温补脾胃、温肺保元、温宫暖胞等功用就是必然的。但殊不知，灸法与针刺一样，也有补泻。那么，何谓灸法的补与泻呢？

对于艾灸补法，由于这种温热刺激持久而缓和，使经络和腧穴能在此种刺激中持久发挥正常作用，而经络和腧穴的治疗能力主要通过扶正而达到祛邪的目的，也就是说扶正是主要的。扶正就能补，因此只要这种温热源能缓和而持久地保持下去，就能达到补的目的。当然，艾本身也是一种温热的中药，且其穿透力很强，药物本身的性味也具有温热作用，所以补的力量就很强。

而"毋吹其火"，就是不要人为地使艾火温度突然增加或突然熄灭，让其温热缓缓地由热到温、由温到凉，让这个过程保持相对较长时间。在实施瘢痕灸的时候，就是不要将艾火拿掉，一直烧灼下去，直至熄灭。熄灭后所余留的艾灰，可以用鹅毛将其扫去。注意，不要用比较凉的手接触施灸部位。在实施非瘢痕灸的时候，当患者感到比较烫时可以将艾火拿掉，但不要去吹艾火烧灼的部位，以免该部位的温热感突然消失。否则就失去了缓和、持久的温热刺激，就不能达到补的效应。

灸法补的作用，是比较容易出现的，因为其温热的本性，与补相接近，只要不做特殊处理，一般均会表现为补的效应。而灸法的泻法，是需要医师做一些特殊的动作才能出现的，比如"吹其火"。若是在灸疗的过程中，不"吹其火"，那么就和补法一样，其缓和而持久的热效应不会发生改变。而"吹其火"就是为了改变补法效应。因为吹气的时候，口气的温度远远低于艾火的温度，故能使其缓和的温热刺激突然中断，其热效应突然从热变成凉，经络和腧穴就会从一种状态改变成另一种状态，且补效应的基础失去后，就不能表现为补，而经络和腧穴的双向性，立即从补的状态转成泻的状态，从而达到泻邪的目的。在实施瘢痕灸的时候，当患者感到十分疼痛时，突然用口吹气，将艾炷吹掉即可。若是在实施非瘢痕灸的时候，可以先将燃烧的艾炷拿掉，然后在施灸部位吹气，或用比较凉的手抚摸施灸部位，使热度较高的部位突然转凉即可。

因为灸法是以温热源为刺激源的，所以灸法只能从温热源上进行改变以达到补泻目的。

（三）灸疗的壮数

艾灸的壮数到底多少比较合适？东晋医家葛洪倡灸法治急症，认为在壮数少的时候可以为 1 壮、3 壮、5 壮，在壮数较多的时候则应以 7 为计数标准，如 7 壮、14 壮（即二七壮）、21 壮（即三七壮）、28 壮等，没有 8 壮、9 壮、10 壮等。这其中的原因，主要是因为艾灸法为阳，故应以阳数来计壮数，而奇数为阳，故以奇数计数。按照九宫图的启示，1 属生阳，3 属升阳，7 属少阳，9 属老阳，中医讲"太过不及皆为病"，故选用 7 为壮数较多时的取舍标准，以达到天人相应的要求。现在进行灸疗时，也多遵从这种阳数、7 数为计壮数的方法。

除了根据各种因素进行灸疗壮数的加减外，还有一种生熟的变化，也就是说，某些部位或穴位施灸壮数一定要比较多，某些部位或穴位施灸壮数就应该比较少。所谓生，一是指整个灸疗疗程的总壮数比较少，二是指对该部位或穴位每次施灸的壮数也比较少。所谓熟，一是指整个灸疗疗程的总壮数比较多，二是指对该部位或穴位每次施灸的壮数也比较多。虽然多少、生熟是一个相对数，但它又是一种定数，主要针对人体的部位而言，一般在腹部或肌肉比较多的部位施用灸熟的方法，在面部或肌肉比较少的部位、肌腱部位施用灸生的方法。可见同是一人，在某些部位应该施灸的壮数较多，而在另一些部位则相对较少。

生熟灸法除了壮数多少之外，还与灸炷的大小有关，需要灸熟的时候一般使用大炷，需要灸生的时候一般使用小炷。若是因体质、老弱等原因进行变化，则熟灸在大、中炷之间进行，生灸在小、麦粒炷之间进行。

（四）热证用灸论

《伤寒论》中多次提到被火、火熏、烧针、温针、熨所产生的坏症、变症。《伤寒论》116 条还说："微数之脉，慎不可灸……火气虽微，内攻有力，焦骨伤筋，血难复也。"此论对后世影响很大，故有人以为张仲景是反对热证使用灸法的。其实不然，灸后坏症、变症的产生，是因为使用灸法不当引起的，而那么多的"不当"，说明灸法使用范围之广、使用次数之多，恰恰说明这类病情是需要或可以使用灸法的。"慎不可灸"四字中，"慎"字是要害，说明"不可灸"不是绝对的，而是在某种情况之下的"不可灸"，故需慎之。《伤寒论》中两次提到"误"字，都是与桂枝汤有关，并没有说到误用灸法的内容。灸法既不为误，又何谈禁？在灸法使用不恰当的时候，多是说"反熨其背""反灸之"，并没有说"误熨其背""误灸之"，从这种语气上就可见一斑。而这些灸法使用不当的条文，大多在太阳病或少阴病中。太阳病虽然现在来看也是一种热病，但历来主要称之为"表证"，不单称之为"热证"。在表证中使用灸法，《黄帝内经》所载颇多，如《素问·骨空论》中灸寒热法的"凡当灸二十九处"，《素问·刺疟》中的"疟脉小实，急灸胫少阴"等就是。《灵枢·禁服》所载"紧则先刺而后灸之"，说明有紧脉的时候，是可以使用灸法的，而表证中紧脉是其主要脉象，可见表证用灸并不属禁忌。少阴病就更不属于"热证"范畴了。真正属于"热证"的是阳明病。我们只要仔细阅读《伤寒论》经文就可以知道，张仲景在热证中是使用灸法的，如《伤寒论》第 48 条所说"二阳并病，太阳初得病时，发其汗，汗先出不彻，因转属阳明，续自微汗出，不恶寒。若太阳病证不罢者，不可下，下之为逆，如此可小发汗。设面色缘缘正赤者，阳气怫郁在表，当解之熏之"。所谓"面色缘缘正赤者"，正是阳明有热的一种表现，而需要"解之"的办法就是"熏之"。所谓"熏之"，就是火熏的方法。可见"热证禁灸"一说，乃是后世某些医师的说法或误读，与《黄帝内经》《伤寒论》等经典著作无关。

目前，属于火热性质的病证，如 1985 年安徽砀山暴发的流行性出血热，周媚声曾应用灸法治疗 297 例，取得了良好效果（有效率 97.8%）。另外，如在角孙穴进行灸疗以治疗流行性腮腺炎，在少商、鱼际穴进行灸疗以治疗急性扁桃体炎等，几乎成了一种通用的治疗方法，效果也很好，进一步证实了热证施灸属于一种无可争议的疗法。

（五）特殊部位施灸

面部施灸可使用麦粒灸，需要注意的是，不能烫伤皮肤；在患者感到艾炷烧得较热的时候，就应立即将艾炷拿下。面部使用麦粒灸，一般以不超过7壮为好。手肩部的穴位可以使用中艾炷直接灸，由于穴位多在关节处，所以也要注意不能烫伤关节部位，但一般医师难以把握。还可使用隔物灸，可在白术片上扎多个小孔，然后将白术片置于穴位处，用中艾炷施灸，每次灸7～14壮即可。灸火需自上而下，目的是先阳后阴，先壮阳以调动人身阳气，然后治理阴邪，这样效果就会更好。

王纶认为，面部麻木多因经络阻滞所致，用桂枝外敷，以和营解肌、温经通络，故能取得较好效果。若面部麻木较甚，桂枝还可用酒调和后外敷，但要注意的是，敷贴的时间不能太长，一般2小时左右就可将敷贴物取下，或患者感到面部有明显热感的时候取下，以防面部皮肤受伤。

足趾施灸，一般使用麦粒灸。由于足部姿势的原因，麦粒炷的艾绒不容易黏住皮肤，可以先用酒精在穴位处搽拭一下，再放艾绒即可黏住。足部施灸一般使用小艾炷，动脉或静脉附近一般不灸，关节附近可灸但不能烫伤皮肤。足底可以使用艾条灸。足底有硬木感，可以使用热熨法。《医学杂著》所用的南星、姜汁等贴足底局部，时间也不要太长，一般半天左右即可；时间长了，局部可能出现水疱。若出现水疱，可用消毒针将其挑破，挤出其中水液，消毒处理后包扎以防感染。

第四章

常见病的临床新疗法

"病"如其字，具有"形之病"和"神之病"双重含义，因此古人所谓"治病"实际上就是强调既要治"身体之病"，更要治"精神之病"。记得国医大师朱良春曾说："一个好的医生就是一个好的心理医生。"所以自古以来中医注重"治神"的观念，即以医师之神契合患者之神，两神交汇，效如桴鼓。

《黄帝内经》始终强调"用针之要，无忘其神""凡刺之真，必先治神"，后世医家莫不如是。在临床治疗过程中，如何将"治神"贯穿其中，是值得每个临床医师高度重视的关键问题。

针灸疗法不仅重视神圣之作用，而且也注重工匠之技巧，如每个疾病治疗的切入点、程序、时间和每次具体操作的针法、手法等都要求做到尽善尽美，只有将神圣和工巧贯穿一致，才能取得满意的疗效。如大接经全息疗法治中风偏瘫从小关节向大关节的治疗思路、面瘫治从闭眼开始以及截瘫的分步疗法等，既从匠的技巧出发，又怀有神的圣心，其中自然蕴藏着用心"治神"、挥洒"用巧"的思想和安排。

自古以来，针灸疗法甚多，有些流传运用甚广，有些却没有得到足够重视，多源于其内涵深不可测，实际上这些都是古代医家经过千锤百炼留下的宝贵财富。作为现代临床针灸医师，为丰富常见病的临床治疗思路和方法，只有通过不断继承学习、反复临床实践、用心体会总结才能得其要领。每一种疾病都有多种不同的治法，在兼收并蓄的基础上，因人、因时、因地选择最合适的方法是取得疗效的保证。

一、大接经全息疗法治中风偏瘫

随着工作压力增大、生活方式的改变，心脑血管疾病逐年增多。临床显示，中风后遗症呈现三高一趋势现象，即发病率高、死亡率高、致残率高、年轻化趋势，已经引起医学界和社会的重视。可见，中风偏瘫是一个严重影响生命质量和生活品质的疾病，给家庭和社会带来了极大的负担。

自《黄帝内经》以来，传统医学治疗中风偏瘫积累了丰富的经验，尤其是针灸的方法尤受青睐。如清代俞震《古今医案按》记载："赵僧判半身不遂，语言不出，神昏面红，耳聋鼻塞，六脉弦数。罗谓中脏者多滞九窍，中腑者多着四肢。今脏腑俱受邪，先用三化汤行之，通其壅滞使清气上升，充实四肢；次与至宝丹，安心养神，通利九窍。五日音声出，语言稍利，惟行步艰难，又刺十二经之井穴以接经络。随四时脉症加减用药，百日方愈。"可见所述"十二经之井穴以接经络"之法即大接经全息疗法。

那么，什么是大接经全息疗法呢？

大接经全息疗法又称洁古云岐针法，首见于《济生拔萃》，但内容简单，仅记录了十二井穴，并未说明其运用方法，往往在具体使用中不得其要，很难发挥此治疗方法的长处。彭荣琛教授经多年的临床实践，将这种方法逐渐具体化，并使其具有可操作性。

1. 三大特点

（1）从概念上说，体现了全息理论思想："大"乃大周天之"大"；"接经"即接通经脉；"全息"是指四肢末端的十二井穴与大脑的全息关系。西医学认为，中风及其后遗症偏瘫主要由大脑血管异常引起，可见大接经全息疗法就是一种通过针刺十二井穴以接通大周天，针对大脑血管异常的治法。这种疗法的长处是避免了血脑屏障的阻碍，直接对大脑的病理变化起到治疗作用。西医学已经证实，肢末微循环与脑血管具有一致相关性，所以治疗不仅更直接、更彻底，而且效果较好。

从中医学看，为什么接通大周天很重要呢？因为大周天是否通畅不仅关系肢体的活动是否强健，而且关系人体的身体状态是否健康。正常健康人体的大周天即十二经脉的循序特点是周而复始，如环无端，呈现"泰"卦的状态，所以国家用"国泰民安"来形容太平盛世，百姓常用"康泰""安泰"作为祝福语，就可见一斑。

（2）从特色上说，体现中医辨证论治思想：中风偏瘫的原因很多，临床根据患者体质及脉症等，辨证总体有阴病在阳和阳病在阴两种类型，所以针灸治疗有从阳引阴法、从阴引阳法之分，根据不同治法针刺十二井穴的秩序是不同的，而这种秩序的差别正包含天人合一的深刻内涵。具体来说，从阳引阴法是以足太阳膀胱经之井穴至阴为起点，以手太阳小肠经之井穴少泽为终点；而从阴引阳法是以手太阴肺经之井穴少商为起始穴，以足厥阴肝经之井穴大敦为终点，均顺着十二经脉循行的秩序针刺井穴。显然，两者的起点不同，顺序不一样。当然，为避免耐针性，强化疗效，主穴可按十二井穴、八风八邪、十二原穴、十二合穴的秩序，从小关节向大关节向心性针刺，循环往复推进疗程。

（3）从治法上说，体现了中医整体观念和治神思想：一是大接经全息疗法是一种整体的治疗手段，在选穴上虽然主穴是十二井穴，但还配合上肢的阳明经穴和下肢的辨证取穴，这样既兼顾了肢体的运动功能，又兼顾了脑血管之病变，达到标本共治的目的，可见这是一种辨证辨病相结合的治法。二是中风偏瘫病程长，则疗程也长，所以不同疗程腧穴的运用是要有变化的，以避免耐针性，否则影响疗效。如主穴是十二井穴，但随着疗程的推进，可按向心性顺序从十二井穴、到八风八邪、到十二原穴、到十二合穴，然后往返循环即可。这种先调动小关节、再带动大关节的思路也是先易后难的方法，不论是对患者，还是对医者来说，都是一种信心重建，对后续的恢复大有裨益。正如《黄帝内经》所载"凡刺之法，必先本于神"。

2. 具体治法

（1）主穴：以十二井穴、八风八邪、十二原穴、十二合穴为主穴的四步治疗，一般每一步为5~7天。如第一步针刺十二井穴时，观察井穴是否出血，多数穴位出血后，即表示可以进行下一步，故常常在5天之内就可以结束；在针刺后三步时，若发现病情进展停止或加重，则应及时返回针刺十二井穴，目的是保持十二井穴微循环的畅通，如此可多次反复进行。

值得注意的是，临床根据辨证阴病在阳和阳病在阴的不同，第一步所取十二井穴的起穴和顺序是不同的。

1）阴病在阳证：以阴邪为因，表现为头晕头重，胸闷、呼吸不畅、畏寒，腰酸痛，小便清长，大便干结或溏，疲乏无力，时恶心，口干而不欲饮，病情昼轻夜重；舌质暗或呈橘红色，苔厚腻或腐、色白或土黄，脉沉实或沉滑。临床发现，多见高血压患者长期服用降压药物而效果不理想者。肢体瘫痪在阳经或阳处，如瘫痪多发生在左侧，上肢的恢复较困难；若发生在右侧，则往往上肢表现更重，恢复更难，所以必须对上肢予以更多的重视。

治宜从阳引阴法，先取足太阳膀胱经井穴，取穴顺序是：至阴、涌泉、中冲、关冲、足窍阴、大敦、少商、商阳、厉兑、隐白、少冲、少泽。

起穴是足太阳井穴至阴，止穴是手太阳井穴少泽。根据天人合一理论，足太阳经旺于申时，手太阳经旺于未时，从申至未为12个时辰，也就是营气行五十周一大会之后。申时为15—17时，是阳气渐消、阴气渐甚之时。始针足太阳，一方面补正阴以去邪阴，另一方面取阳经之长助正阳以去邪阴。在临床上若不能按时针刺，那么按序针刺也行。

2）阳病在阴证：以阳邪为因，表现为头眩晕明显、甚则头重脚轻、如坐舟楫中，面红目赤，口臭，口干思饮，胸满腹胀，上半身热、下半身凉，小便黄臊，大便干燥，情绪易激动，寐差，病情昼重夜轻；舌苔干厚腻、色黄或黑，舌质红或有裂纹，脉弦数或洪滑。肢体瘫痪在阴经或阴处，如瘫痪主要发生在右侧，下肢的恢复较困难；若发生在左侧，则下肢的恢复更加困难。这时上肢恢复虽然也较困难，但只要下肢能有较好的恢复，上肢也可以得到较好的恢复。也就是说，上下肢的恢复基本上一致，因此治疗时应该上、下肢同样重视。

治宜从阴引阳法，先取手太阴肺经井穴，取穴的顺序是：少商、商阳、厉兑、隐白、少冲、少泽、至阴、涌泉、中冲、关冲、足窍阴、大敦。

起穴是手太阴井穴少商，止穴为足厥阴井穴大敦。根据天人合一理论，手太阴旺于寅时，足厥阴旺于丑时，从寅至丑为 12 个时辰，也就是营行五十周一大会之后。寅时为 3—5 时，是阴气渐消、阳气渐甚之时。此时开始针刺手太阴，一方面借天气助正阳以去邪阳，另一方面以手太阴助正阴以去邪阳。

（2）配穴：有通关过节法、辨证取穴法和对症取穴法。

1）通关过节法：以取上肢阳明经关节部腧穴为主，达到尽快恢复上肢功能的目的，如肩髃、曲池、合谷、三间等。

2）辨证取穴法：以取下肢腧穴为主。因痰湿所致者，配足阳明胃经的丰隆；因肝火所致者，配足厥阴肝经的行间或太冲；若气机阻滞者，配地机、中都；水湿阻滞者，配足临泣、大都；湿热内蕴者，配关元、漏谷；痰湿阻络者，配丰隆、间使；气血阻滞者，配期门、梁丘；气滞血瘀者，配孔最、地机；气虚者，配中脘、百会；阳虚者，配命门、气海；阴虚者，配太溪、三阴交；素体虚弱者，加背俞穴；病程较长者，加灸悬钟、大椎、百会、气海。

3）对症取穴法：神志不清者，加四神聪；流口水者，加承浆；语言謇涩者，加廉泉；胸闷者，加天突；不思饮食者，加章门；腹胀者，加腹结；如足内翻者，加申脉；如足外翻者，加照海；肩关节脱臼者，加七星台穴；有褥疮者，在局部加灸。

3. 注意事项

（1）强化患者的自我锻炼意识，尤其是手臂部的锻炼。将患者的自我锻炼作为针刺治疗的重要组成部分，如针刺十二井穴后，手指即能开始做一些微小动作，医师要及时提醒患者关注这一进步，使患者对治疗建立信心，这种心理作用也是中医治神思想的体现。

（2）针对肌肉萎缩的患者，应加灸法和按摩手法，但要特别注意用灸时不要烫伤施灸部位，因患者瘫痪部位不敏感。

（3）软瘫患者，注重俞募穴的配合；硬瘫患者，注重打通任、督脉，同时选取头部腧穴配合治疗。

（4）针刺时用补法或平补平泻法，但刺激强度要适当减低，捻转的次数以成数为主。

（5）根据三八规律，每次针刺同一穴位的时间不要超过 8 天，若需要长时间治疗，则下肢的穴位左右互换选用，如第 1 天针刺左足穴位，第 2 天针刺右足穴位。

附：验案举例

1981 年 5 月某日，一老翁及其孩子抬一偏瘫老妇来求诊，告知半月前的一个早晨，其妻起床时即觉得胸闷不舒，头昏心烦，渐至昏迷不醒，送医抢救后神志清醒，但出现右侧偏瘫，并在医院针灸 1 周，乏效。经介绍，老翁携妻慕名而至，患者一手持棍，两人艰难相伴，看其诚恳之状，不胜唏嘘为之感动。

视患者形体尚丰，神志清楚，精神尚可，面瘫不显，虽不能详细述说病情，但能听懂问话，做一些简单而含糊的回答。以右侧瘫痪为主，右手不能自主动作，但在坐立时，不至于歪倒，右足略能作一支撑，在搀扶之下可勉强挪步。其夫言谈较爽，介绍病情后叫苦不迭，曰两老独居，相依为命，一病则生意无从经营，连饮食洗浆也无法进行，困难之处，言不尽。

查：肌张力 2 级左右；舌苔薄白，质较暗，脉右涩左滑。综合脉症，此属痰湿阻滞证、阴病在阳。由于妇人属阴，阴气恢复尚有可能，遂采用大接经全息疗法之从阳引阴法治之，加百会、风池，健侧丰隆，患侧外关、曲池、肩髃，留针半小时。

针后第 2 天，老翁先至，见其笑容可掬，未来得及问患者病情，其反而先说："教授有照片乎？"惊老翁之怪，问要照片何意。老翁回答说："我家老太婆经教授昨日针灸一次，当晚回家，其手即能动作，身体活动能力明显增强，全家惊喜不已，为表谢意，想为教授画一张磁板像，以资纪念。"原来老翁乃以画瓷板像为职业，随即见患者在儿子的搀扶下已入诊室。

经检查，患者手指可做一些小的动作、肘关节可弯曲、肩关节可前后挪动，乃告知老夫妇，病情向好之象，不是一蹴而就所致，而是与前医的治疗不无关系，此乃别人画龙我点睛，大家的功劳，无须感谢个人。继续按原定方案治疗，3 个月后，老妇基本可生活自理。

按语：相关资料表明，在金元时代，通关过节疗法与大接经疗法是治疗中风偏瘫的主要方法。通关过节疗法一直沿用至今，除源于《黄帝内经》"治痿者独取阳明"理论深入人心外，其治疗方法相对简单易行，但因为针刺的是大关节附近的腧穴，恢复时间相对较慢；而大接经疗法逐渐被人遗忘，与其理论支持不明确、治疗较烦琐有关。其实，现代医学研究表明，手足末端的微循环与大脑内的微循环具有一致性，体现了大接经疗法的全息观，治手足末端即是治大脑，因大脑是病灶所在地，故治疗更直接，而且从手、足末端入手，对其小关节的恢复更有利、更迅捷，患者及其家属容易体会和观察肢体的变化，提高了患方的医治信心。

值得说明的是，该案患者原在其他医院针灸治疗，实际对肌肉的恢复是有作用的，但没有表现出来，而运用大接经疗法后，小关节出现一些动作，带动大关节的活动，所以引起患者的特别惊喜，这就是中医治神的体现，值得我们认真思考。

二、四步法治面瘫

面瘫是临床常见病、多发病，根据发病原因，有周围性面瘫和中枢性面瘫之分，而临床还可依病史、症状加以区分。

四步法治面瘫主要是针对周围性面瘫而言。所谓四步法，指4个治疗步骤，即一闭眼、二抬眉、三祛风、四正嘴。据临床不完全统计，其治愈率可达90%以上，周围性面瘫急性期一般在7～10天之内基本痊愈，慢性期患者可根据具体情况从其中任何一个步骤开始治疗，反复使用直至好转或痊愈。

四步法治面瘫是彭荣琛教授在其导师程莘农院士的指导下逐渐摸索出来的有效方法。

1. 治法特点

（1）注重标本兼治：周围性面瘫虽然是一个局限于面部的疾病，但与人体正气有关。如《黄帝内经》云："正气存内，邪不可干。"所以四步法在面部取穴治疗的同时，不忘取合谷补益正气，以促进全面康复。

（2）强调患、健侧的配合：分步治疗体现了目的明确、处方精干、避免腧穴的重复和耐针性。值得一提的是，无论哪一步，必须患、健侧同时取穴。因面瘫发病时，面部肌肉向一侧歪斜，患侧的肌肉松弛，健侧的肌肉则相应紧张，出现阴阳明显不协调，健侧也同样处于不正常状态，所以4个步骤中都强调患、健侧的配合，尤其是针对久病及慢性面瘫患者。

（3）重用合谷：根据《四总穴歌》之"面口合谷收"，可见合谷是治疗面部病变的重要穴位之一；其为手阳明经之原穴，具有补益阳明经元气的作用，对调动面部气血、鼓舞正气都有益处，且与面部腧穴形成远近相配关系，但为避免腧穴的耐针性，患健侧合谷宜交替使用。

（4）贯穿治神思想：为什么将"闭眼"作为第一步的治疗呢？临床发现，面瘫患者最关心的是口角歪斜，但是纠正口角歪斜不是一蹴而就的事情，面部的恢复需要一个过程。眼睑下垂无力产生的眼裂，恢复相对比较容易，同时在闭眼治疗时，面瘫的治疗也在进行中。这正是从针灸治神的角度，将患者的注意力首先集中到眼裂的恢复上，有助于增强患者治疗的信心，也有利于对疾病的整体治疗。

2. 刺法要点

（1）第一步闭眼：处方由睛明、巨髎、颊车，加健侧的颧髎、合谷组成。

其中，睛明是主穴。睛明属足太阳膀胱经的第一穴，近目内眦，居于上；而足太阳膀胱经乃人体之藩篱，护表固卫，不仅体现近治作用，而且具有解表功能。针刺睛明时，值得注意的是，针刺的深度一般为1.2寸左右，尤其是急性面瘫或顽固性面瘫，针刺到位很重要，否则闭眼效果会大打折扣，但不能针刺到眼底部的视网膜上，手法不提插、不捻转、不留针、慢进慢出，严格操作规则，以免出现事故。一般情况下，睛明针刺3~5次左右，眼睑就可明显闭合，此时可换下一步治疗；假若患者畏针或医师针刺技术欠佳，可改取攒竹，但效果不如睛明，而且治疗时间可能延长。

配穴：巨髎、颊车属多气多血之足阳明经，既可主面部病变，又可补益气血，对正气的恢复有帮助。健侧取手太阳小肠经之颧髎，与主穴睛明手足表里相配，同气相求，亦可祛风散寒，且其位居面部中间，又可缓解健侧面部肌肉的紧张，有利于患侧肌肉的恢复。

如面瘫急性期要注重配合解表法，如在第一步可加大椎、风府或风池，以祛风解表。

（2）第二步抬眉：处方由阳白、瞳子髎、攒竹、颧髎、合谷，加健侧巨髎组成。

其中，阳白是主穴。阳白属足少阳胆经。少阳经的经气易动，故调动少阳经气，有利于面部经气的运行。阳白在眉毛正中的上方，"腧穴所在、主治所在"，故其为最恰当的局部治疗穴；针刺时斜刺或针尖向下，到达眉毛附近，可行合谷刺将针尖向眉头或眉尾点刺，但手法要轻。

配穴：瞳子髎是足少阳胆经的起始穴，可协助主穴加强胆经经气的调动作用，促进面部经气的畅通。针刺瞳子髎时，沿经脉循行方向针刺，以促进经脉气血顺利流通。足太阳经之攒竹可聚集太阳经之阳气以祛余邪。针刺攒竹时，针尖向下，针体贴着眉棱骨进针，忌太深，刺5分左右即可。两穴均处眼周，是眼部重要的局部穴，除了抬眉的作用之外，还可继续加强第一步闭眼的作用，有利于"闭眼"的恢复。健侧选用阳明经之巨髎，以补益气血，改善健侧面部肌肉的紧张。

（3）第三步祛风：处方由风池、丝竹空、头维、大迎，加健侧颊车、合谷组成。

其中，风池是主穴。风池属足少阳胆经，既能散外风，又能散内风，祛邪以扶正。

配穴：丝竹空是手少阳经的末穴，有调动面部经气的作用，居于眉梢，除了加强风池的作用外，还可强化第二步抬眉效果。针刺丝竹空时，沿经脉循行方向针刺，以促进经脉气血顺利流通。头维、大迎是面部阳明经气血流通的关键穴（阳明主肌肉，有利于肌肉的恢复），大迎在阳明经气血分流之处，头维是阳明经气血布散至头部的终点穴，针刺时向头后部斜刺。健侧取颊车以配合患侧阳明经腧穴的作用，通过打通阳明经使健侧肌肉得到缓解。

针刺到第三步时，面部肌肉已经有了较大恢复，此时眼裂可能会有所增大、眼睛可能会流泪，都属于较好的正常表现。

（4）第四步正嘴：处方由水沟、承浆、地仓、下关、合谷，加健侧大迎组成。

其中，承浆和水沟是主穴，可单独或联合使用。因承浆、水沟分别位于口的上下部，具有近治作用，同时调动任脉和督脉，调整阴阳平衡，以纠正口喎。

配穴：地仓、下关均属阳明经脉，有利于阳明经之经气通利，有助于口喎的恢复。针刺地仓时，针尖向外，与口裂平行，向外刺入约2分，后将针体、针尖转向下，再斜刺入约2分，使口角部肌肉出现轻度扭转，因为此处肌肉很薄，不容易得气，扭转后能增大刺激量，有利于气机的到来。健侧大迎专为配合患侧以沟通阳明经而设，可缓解健侧面部肌肉的紧张。

总之，根据病情变化，每一步针刺一般不要超过5次，以避免耐针性的产生。

3. 注意事项　每一步分寸的把握是极其重要的，如第一步闭眼在眼裂明显减小时，可进入下一步；第二步在眉毛（无论是眉头或眉尾）能稍微抬起时，就可进入第三步；第三步针刺时，由于患侧肌力明显恢复，开始牵拉健侧，可能表现眼裂加大，有的出现断断续续流眼泪的症状，千万不要以为病情反复，其实这是治疗过程中的正常现象，针刺 5 天左右即可开始第四步；第四步正嘴是面瘫治疗的收尾阶段，一般急性面瘫口角基本上恢复，但是在做运动时，如笑、说话等时还能看出来，不过没关系，我们认为从病变的角度来说，面瘫已经基本治愈，但肌肉的力量恢复到正常还需要一段时间，这时治疗时间的长短依据患者的具体情况而定，短者可再针 3 ~ 5 天，长者可再针 5 ~ 7 天。若第四步结束时，口角仍然有些歪斜，那么可回过头到第三步继续打通阳明经脉，如此反复进行。

当然，对于激素治疗后的面瘫患者，宜先停药并休息一段时间后再针灸，或病程久者不一定要按照四步的顺序进行，如患者眼睑能完全闭合（即无眼裂），则可直接从第二步开始治疗。或可加灸，即在面部腧穴上用麦粒灸或温和灸，切忌烫伤皮肤。针刺面瘫患者无论补泻，手法要轻；一般不建议使用电针，尤其是电流强度大、刺激频率强时。对于面部神经坏死、肌肉下垂、瘢痕、异物等，疗效欠佳。

附：验案举例

万某，女，20 岁，工人，南昌人，1986 年诊治。

夏日夜晚值班，因疲倦睡着，而电风扇未关闭，长时间吹其右侧面颊，第二天早上醒来同班工友发现口角向左侧㖞斜，乃持镜自照，骇然大哭。在职工医院治疗 10 日未效，心情紧张难过，痛不欲生，家人劝导亦不能止。后经人介绍，求治于我。

就诊时，患者满脸愁容。面瘫已 13 天，右侧面部瘫痪，口角明显向左侧㖞斜；右眼裂约 3mm，晚上睡眠时用手帕盖住眼部以免灰尘掉入；鼓颌不能，但伸舌仅向左略斜，漏水，藏饭；右额纹消失。诊其苔薄白，脉弦细。

女孩眉清目秀，芳姿之年，患此外疾，凄楚之情，外露无疑，故首先抚慰其心灵，并告知治疗坚持 10 日，此疾必愈，以增强其信心。

随即采取四步法治之，从第一步闭眼开始，加大椎、风池以泻法解表；大椎、风池酸麻针感明显，其他腧穴刺激量轻，进针即留针，无须施行补泻。患者针后告知此次治疗与以往大不同。果然治疗 3 天后，早起照镜子，发现眼裂消失，自然兴奋不已，从此深信不疑。依次进行抬眉、祛风、正嘴三步治疗，针刺 10 天，面瘫基本治愈。后又针灸 5 天以巩固效果，从此笑逐颜开，童心再现，其父母悬着的一颗心亦放回胸中。

三、动静结合长短刺治肩周炎

肩周炎又称肩凝症、漏肩风、五十肩，是临床常见病。本病以单侧或双侧肩关节酸重疼痛、运动受限为主症，早期以关节酸重疼痛为主，或有轻度肿胀，后期关节活动受限，是关节囊和关节周围软组织的一种退行性、炎症性疾病。临床注意与钙化性肌腱炎、颈肩综合征等疾病鉴别。

根据肩周炎的主症，其属中医"痹病"范畴。《素问·痹论》曰："风寒湿三气杂至，合而为痹也。"故风、寒、湿邪或劳累闪挫是其发病诱因。当然，所谓"五十肩"，顾名思义与年龄密切相关。《素问·上古天真论》云："女子……六七，三阳脉衰于上……丈夫……六八，阳气衰竭于上……"可见肩周炎除与人体肝肾不足、气血营卫虚弱有关外，还与阳气虚衰密切相关，从经脉循行来看，以手足太阳经、少阳经为主。

动静结合长短针刺治疗肩部疾患是彭荣琛教授在临床上总结出来的方法，是一种充分调动了腧穴的特性、并结合针具和手法的特点的针刺疗法。

1. 诊断要点　一是病痛多缓慢发生，逐渐加重，可呈刀割样或钝痛，向前臂和肩胛区放散，疼痛剧烈者影响睡眠；二是肩关节外展、外旋及上臂向后方抬高受限制，故梳头、穿衣、脱衣均感困难；三是一部分患者肩峰下有广泛性压痛，而可无局部压痛点；四是肩部肌肉明显萎缩，尤以三角肌明显；五是 X 线平片可见肩部骨质疏松，或冈上肌肌腱、肩峰下滑囊钙化征；六是大多数患者病程较长，历经数月或两三年，或有自愈现象，多在发病半年左右出现。

2. 针刺手法

（1）针灸处方

1）长针穴处方以肩髃或阿是穴为主穴。年轻体壮者，配条口透承山；年老体弱者，配养老。

2）短针穴处方以七星台穴（肩贞、臑俞、天宗、秉风、曲垣、肩外俞、肩中俞）为主，随症加减；还可结合生物全息反应针刺相应腧穴。

（2）针刺方法

1）"动"：即针刺时边运针肩部边活动；留针时可带针活动，做外展、上举、前后摇摆等动作；针后嘱患者做爬墙运动；病程较长者，可用梅花针沿手三阳经敲打。

2）"静"：即留针30分钟以上，可结合针后加灸或针灸交替运用，正如"以痛为输，燔针劫刺"之法。

3）"长"：即在肩髃等肌肉丰满的腧穴处针刺深度可达1.5寸左右，行合谷刺或旁针刺或齐刺。

4）"短"：即七星台各穴行苍龟探穴或点刺，每穴针刺时可留针，亦可刺完后即出针。针刺"七星台"时，先针肩贞，然后顺着经脉循行方向用穴。

3. 注意事项 根据病程长短，可采用巨、缪刺法，以早治为宜。

附：验案举例

李某，男，67岁，厦门人，2018年10月16日初诊。左肩关节疼痛1周，动则为甚，伴手臂活动受限。曾自行服用止痛片，未效。今特来求治，余无明显不适，舌红苔薄，脉弦。选七星台穴、肩髃、曲池、三间针刺治之。操作：七星台穴按照经脉循行的顺序针刺，每穴得气后行苍龟探穴手法，不留针；肩髃、曲池、三间通关过节，平补平泻，留针30分钟。治疗1次后，肩关节疼痛明显减轻，手臂可抬高；连续治疗5次后，肩关节疼痛已愈，手臂活动自如。

四、四法论治截瘫

截瘫是指胸腰段脊髓损伤后，受伤平面以下双侧肢体感觉、运动、反射等消失，膀胱、肛门括约肌功能丧失的一种病症。多由外伤引起，属临床难治病之一。

西医学认为，由于社会发展，尤其是交通事故频发，本病有逐年增多的趋势。截瘫的治疗以康复为主，故中医学的方法，尤其是针灸治疗越来越受到青睐。四法论治截瘫是彭荣琛教授在理论指导下，通过临床实践总结出来的方法。

1. 治疗思路

（1）长肌肉：目的是使萎缩或正在萎缩的肌肉得到气血滋养，达到不同程度的功能恢复。

针灸处方以阴阳维脉相关的腧穴为主，充分发挥维脉和维络溢蓄气血的作用。因阳维起于诸阳之会，阴维起于诸阴之交，阴阳维脉与经血关系密切。历代医家多有论述，如纪齐卿注《难经》云："阳维者维络于阳之脉，阴维者维络于阴之脉，所以阴阳能相维者，经血满足，通达四旁，能维络于诸经也。"张元素论《伤寒论》六经主方、主药时认为，阳维用桂枝汤，阴维用当归四逆汤。叶桂《临证指南医案》治"右后胁痛连腰胯，发必恶寒逆冷"之痹病即"从阳维阴维论病"，处方选鹿角霜、小茴香、当归、川桂枝、沙苑蒺藜、茯苓等。

针灸处方组成为：与阴维脉有关之筑宾、内关（通阴维）、天突、廉泉，与阳维脉有关之金门、阳交、外关（通阳维）、风府、哑门。如《素问·刺腰痛》曰："阳维之脉，令人腰痛，痛上怫然肿，刺阳维之脉，脉与太阳合腨下间，去地一尺所。""飞阳之脉，令人腰痛……刺飞阳之脉，在内踝上五寸，少阴之前，与阴维之会。"又论筑宾时有："肉里之脉，令人腰痛……刺肉里之脉为二痏，在太阳之外，少阳绝骨之后。"

除治疗之外，此阶段强调患者主动的康复锻炼十分重要，如双上肢在双杠上，带动双下肢移动，每天不要少于 1 小时。若患者配合较好，经过一段时间的治疗和锻炼，患者的肌肉功能有可能逐渐恢复到基本正常状态，但神经的支配力量还不够，所以行走能力只能是有所提高，独立行走仍然困难。

（2）控二便：目的是使失控的二便得到适当的控制，甚至完全控制。值得重视的是，小便既处于失控状态，又有尿潴留，容易发生泌尿道感染而影响正常的治疗。

针灸处方以腰腹部腧穴为主，由关元或气海、大横或腹结、水道或水分、次髎、命门或肾俞组成。其中，关元或气海补益元气以化下焦湿热，针对膀胱气化失职所致气虚湿滞型尿潴留，可温针灸；大横或腹结健运脾胃，主治脾失运化所致大便失控、质时硬时溏；水道或水分利水湿，主治小便味重或小便清少；次髎乃近治之法，宜深刺；命门或肾俞行温针灸或灸法以温养肾阳。

治疗阶段患者会逐渐出现便意，提高控制二便能力，甚至可按照自己的意愿适时排出二便。

（3）生脊髓：目的是使患者的脊髓得以生长。虽然过去有学者认为，脊髓截断后是不可能生长也不可能恢复的。但现代医学研究发现，脊髓生长的可能性是存在的，然而脊髓断面以何种方式接通或部分接通，尚有待进一步证实。因为从临床症状上看，即使脊髓完全断裂的患者，也有部分下肢肌体功能恢复的表现，故可以认为，针灸治疗从根本上来说对脊髓的生长互通是有效的。

针灸处方以脊椎及其附近的腧穴为主。如夹脊穴，从断面处开始至骶骨为止，一般上、中、下各取一个腧穴或用梅花针叩击均可；配合大椎直刺或沿脊椎刺、腰阳关直刺或加灸法、绝骨以灸为主。

（4）促行走：目的是使患者下肢有一定的活动能力。为了提高神经的支配能力和活动技巧，可以在器械或在上肢的协助下适当行走，而且行走能力每天有进步。

针灸处方以阴阳跷脉为主，由与阳跷脉有关的申脉、仆参、跗阳，与阴跷脉有关的照海、交信、然谷组成。如杨玄操注《难经》曰："跷，捷疾也。言此脉是人行走之机要，动足之所由。"可见跷脉的病证多表现在四肢的运动上。

因截瘫主要在下肢，重点在脑，阴阳跷还有一个阴阳交叉的关系，所以取穴应考虑左右搭配，如左申脉与右照海相配。

2. 注意事项　截瘫的治疗是一个相对漫长的过程，需要医患双方的长期配合，故治疗时应注意：一是建立患者的信心至关重要；二是避免耐针性；三是用灸时避免皮肤烫伤；四是强调患者主动参与，包括治疗和康复的积极性。

附：验案举例

王某，男，44 岁，驾驶员，1993 年就诊。

因车祸造成截瘫 7 个月余。现下肢不能活动，无疼痛，但大腿及足部有麻木感，下肢肌肉萎缩，尤以大腿肌腱部（膝关节附近）萎缩明显，小便失控，大便不能自知和自排，需用开塞露揉腹后才能排便（无便意），食欲减（每天半斤主食）。舌淡苔薄白而润，稍见齿印，脉沉缓。

检查：脊柱胸 9～腰 3 处因断裂而用钢板固定，上肢肌肉发达，活动正常，下肢肌肉萎缩，髌骨上缘上 10cm 处周长为左 27.5cm、右 28cm，腓肠肌最高处周长为左 24.5cm、右 25cm，皮肤颜色暗黑，呈皮包骨状，肌张力缺乏，不能做任何活动，皮肤缺乏知觉。大小便前后无感觉，因此不能控制大小便，内脏检查未见异常。舌苔淡白，舌质红暗、有瘀斑，脉实。西医诊断：截瘫。中医诊断：痿病。辨证：气血阻滞，经络不通。

治疗经过：首先使用长肌肉的方法为主，兼用生脊髓法。取穴：第一次用筑宾、金门、公孙、内关、足三里、梁丘（与血海交替进行）、气海；第二次用夹脊穴（在断裂部及稍上和稍下处用梅花针敲击），灸悬钟（左右交替进行）。每 2 天针灸 1 次，每次均配合按摩，并嘱患者进行肌肉锻炼（每天上下午各 1 次，每次 1 小时以上，双手放在双杠上，利用躯体的力量带动下肢行走）。10 次后下肢肌肉生长明显，髌骨上缘 10cm 处周长左已达

32cm、右已达 32.5cm，腓肠肌最高处周长左为 29.5cm、右为 30.5cm。

随即配合控制二便的方法，改气海为中极，夹脊穴（梅花针敲击），加次髎。5 次后，大小便虽然还不能控制，但开始有便意，能告知家属清理。又 5 次后，开始有控制大小便的能力，有人探望的时候可以不让二便流出。总计 20 次后，下肢肌肉生长已基本达到正常状态（与上肢肌肉大小基本协调）。然后改为一天针灸，一天按摩。

此时去掉长肌肉的穴位，增加促行走的穴位。取穴：申脉（与京骨交替进行）、照海（与然谷交替进行）、跗阳、交信（与中都交替使用）、阳陵泉（与膝阳关交替进行）、阴陵泉（与膝关交替进行）、关元、悬钟（灸，左右交替进行）、风市（与髀关交替进行），夹脊穴（梅花针敲击）。仍然 2 天 1 次，一次用腹前穴，一次用背后穴，交替进行，并在不针灸日进行按摩。又治疗 30 次后，下肢能在扶持下抬腿行走，二便能够完全控制。

共治疗约 5 个月，可以拄着拐杖在旁人的帮助下行走，生活已能基本自理。由于患者需要去原医院取出固定的钢板，故停止治疗。

五、变化针灸主方治失眠

失眠又称入睡和维持睡眠障碍，通常指患者对睡眠时间或质量不满足并影响白天社会功能的一种主观体验。随着现代社会的快速发展，失眠的发病率明显增高。失眠给人们的精神和躯体带来很大的危害，可引起一系列躯体不适，如倦怠思睡、精神不振、注意力减退、头脑昏沉及反应迟钝等，会加速衰老，导致免疫力低下，降低工作学习效率，已经成为一个严重的公共卫生问题。因此，研究失眠具有重要的意义。

失眠属中医"不寐"范畴，是指经常性睡眠减少的病症，表现为就寝时难以入寐或时寐时醒，寐后易醒，醒后难寐，甚至彻夜难眠。

这里要注意的是：失眠是一个症状，在很多疾病中均有表现，它和失眠病是有区别的。我们认为所谓失眠病，从时间上说，凡是睡眠每天少于 3 小时，而且连续 3 周以上者；从症状表现上说，不仅有失眠，而且还有因失眠引起的一系列其他不适，并且影响到工作和生活质量的。失眠症一般不需要治疗，或仅仅对症治疗即可，而失眠病则需要治疗，甚至是系统治疗。

早在《黄帝内经》时代就有关于睡眠的研究。如《灵枢·口问》曰："阳气尽，阴气盛，则目瞑；阴气尽而阳气盛，则寤矣。"又："卫气昼日行于阳，夜半则行于阴。阴者主夜，夜者卧。阳者主上，阴者主下。"临床观察发现，导致不寐的因素很多。如《温病条辨》汪按："不寐之因甚多，有阴虚不受阳纳者，有阳亢不入于阴者，有胆热者，有肝用不足者，有心气虚者，有心液虚者，有跷脉不和者，有痰饮扰心者。"

程莘农认为，虽然不寐的原因很多，但主要有神、火、痰三方面的原因。一是与心神有关。《灵枢·大惑论》曰："心者，神之舍也。"神安则寐，如心神被扰或血不养神，则神不守舍而致不寐。《景岳全书·杂证谟·不寐》说："不寐证虽病有不一，然惟知邪正二字，则尽之矣。盖寐本乎阴，神其主也，神安则寐，神不安则不寐。其所以不安者，一由邪气之扰，一由营气之不足耳。有邪者多实证，无邪者皆虚证。"二是与心火有关。如肝郁化火，母病及子；寒湿伤脾，阴火上炎；或心火偏亢，而神不安宁；或阴精不足，心肾不交。三是与痰湿有关。如肺、脾、肾功能失司，津液不化，聚湿为痰，痰湿阻滞，上蒙心窍则心神被扰。徐东皋曰："痰火扰乱，心神不宁，思虑过伤，火炽痰郁，而致不眠者多矣。"但是神、火、痰三因素互相纠结和互相影响，有时表现为某一方面为主，故治疗时既要有针对性，又要注意关联性。程莘农制定了安神志、泻心火、化痰湿的治疗原则，拟定由神门（神）、大陵（火）、内关（痰）组成的程氏安神方。

其中，大陵治火为主，神门治神为主，内关治痰为主。程氏安神方以取手少阴心经穴及手厥阴心包经穴为主。《素问·六节藏象论》曰："心者，生之本，神之变也。"又《素问·灵兰秘典论》云："心者，君主之官也，神明出焉。"中医学认为，心神主宰和协调人体的生理活动，心神正常，人体各部分的功能互相协调，则阴平阳秘。若心神不宁，则气血逆乱，阴阳失去平衡，造成整个生理活动的紊乱。神门主神志，为手少阴心经的原穴，是心之元气留止之处，具有养心安神之功；大陵主心火，系手厥阴心包经的原穴，因心包代心受邪之职，易受火邪所干，故具有疏泄心火之效；内关主痰湿，为手厥阴心包经的络穴，别走手少阳三焦经，因三焦为全身水液的通道，故具有利水道化痰湿之功，正如《类经》所云"三焦气治，则脉络通而水道利，故曰决渎之官"，故内关可化痰以开心窍。诸穴合用，则邪去神安而寐。全方穴虽少，但配伍精当，切中病机。

彭荣琛经过临床研究和反复摸索，强调程氏安神方根据辨证论治，注重神、火、痰三因素变通应用，使治疗作用又有新的提高。如以神不守舍为主者，神门为主穴，其他为配穴；如以火扰心神为主者，大陵为主穴，其他为配穴；如以痰湿阻滞为主者，内关为主穴，其他为配穴。

1. 失眠主方主穴的变化法

（1）神不守舍证

证候：似睡非睡，夜梦纷纭（梦象不清），甚至出现梦游，伴心悸，头晕目眩，神疲乏力，面色不华，舌淡苔薄，脉细弱。

主穴：神门。

主穴变通：症状较重时，选用三神穴（神门、神庭、本神）；如合并精神疾患前期症状者，可加十三鬼穴方（徐氏十三鬼穴：水沟、神庭、风府、舌缝、承浆、颊车、少商、大陵、间使、乳中、阳陵泉、隐白、行间；或扁鹊十三鬼穴：水沟、少商、隐白、大陵、申脉、风府、颊车、承浆、间使、上星、鬼藏、曲池、舌下中缝）。以此组成主穴，并以此加强主穴的治疗能力。

配穴：大陵、内关。还可根据表现加用少商、隐白、百会、涌泉。

（2）火扰心神证

证候：毫无睡意，难以入寐，寐时梦多烦乱，或寐欠酣易醒，伴急躁易怒，汗出，舌质红，脉细数。

主穴：大陵。

主穴变通：若火邪较重者，则选用太冲或行间易大陵；若火邪盛者，则选用金津、玉液易大陵。以此加强主穴的能力。

配穴：神门、内关。还可根据表现加用太溪、乳中、阳陵泉、承浆。

（3）痰阻心窍证

证候：精神疲惫，尤见白天困顿乏力，思睡但无法入睡，夜间精神相对较好，不思睡，也无法入睡，伴脘闷不舒，纳食不香，口苦心烦，苔厚腻，脉滑数。

主穴：内关。

主穴变通：若以水湿为主，可选用外关易内关；若水湿较重，经络阻滞者，可选用支沟易内关；若水湿成痰者，则用内关；若痰湿较重者，则选用间使易内关；若痰湿阻滞窍络者，则选用水沟易内关。以此加强主穴的能力。

配穴：神门、大陵。还可根据表现加用中脘、足三里、丰隆、公孙。

2. 伴随症状配穴法

（1）伴精神症状明显者，配合十三鬼穴方 [徐氏十三鬼穴：水沟、神庭、风府、舌缝、承浆、颊车、少商、大陵、间使、乳中、阳陵泉、隐白、行间；扁鹊十三鬼穴：水沟、少商、隐白、大陵、申脉、风府、颊车、承浆、间使、上星、鬼藏（男为会阴、女为玉门头）、曲池、舌下中缝]。关于十三鬼穴处方的运用方法，可参看我们所著《针灸处方新解》一书中的内容。

（2）关注阴阳交接时的精神变化

1）阳不能入于阴，表现为傍晚精神开始好转，活动增加。为阳强而阴弱，治以泻阳、泻火、行气为主。取期门为主穴，配鸠尾以泻阳；日月为主穴，配巨阙以泻火；章门为主穴，配膻中以行气。

2）阳不能出于阴，表现为清晨精神开始减退，想睡而不能入睡，懒动。为阳弱而阴强，治以强阳为主。以中府为主穴，配百会。

3. 注意事项

（1）针灸刺激量的大小应根据患者的体质而定。

（2）睡眠诱导法重视语言的诱导，尤其是敏感的患者。

（3）注重外界条件的改善，如劳逸结合、睡眠方式、饮食旅游等。

（4）关注夜梦的表现，在辨证论治的基础上，适当增加腧穴对症治疗。

（5）顺应地球磁场对人体的影响，以理顺经脉气机的作用。

附：国医大师程莘农验案举例

林某，男，40岁，天津人，大学讲师，失眠2年有余。因工作压力大及心情不畅而引起失眠，校医以安眠药治疗，开始服用1片即可安睡，但逐渐需要加大剂量才能获得睡眠，当安眠药加至每日3片时，因恐惧药物的毒副作用而停止服用，至此通宵不能入睡，夜梦纷纭，食欲不振。讲课时自感吃力，身体逐渐消瘦，情绪低落，说话声音低沉而缓慢，处事敏感而不宁。经体检除慢性胃炎外，余未见明显病理指征。视其皮肤白皙，但无光泽，诊其舌质淡、苔薄白，脉细弱涩而略革。

患者曾在当地治疗1年多未见好转，因闻程莘农院士名气而来京求诊。吾（彭荣琛）作为程老的研究生，随程老学习针灸，亲历此案。见程老以神门、内关、大陵、鸠尾、足三里、公孙为处方针之。第二天就诊时，患者高兴地说，昨天针灸1次，当晚就可睡约3小时，心情十分舒坦。第二天处方同前，留针30分钟后，程老吩咐我去取针，待我到患者跟前，发现患者已经睡着，当时觉得十分不解，因诊室可容纳8张诊床，患者多，进进出出十分吵闹，一个失眠患者在这样的环境中，居然能在诊床上酣睡，确实令人大开眼界。程老见状，就说让他睡吧，一直到我们下班时才取针而将他唤醒。患者自觉不好意思，后来为了不久占床位，每次都在我们下班前40分钟左右来针灸，而每次针后都能睡着。连续针刺20天，患者的睡眠基本正常，工作无负担。

如此得效，就其针灸处方之理请教程老。程老告知，处方来自民间的一位老中医，因屡用必验乃记之。处方由神门、大陵、内关组成，对应失眠病的 3 个主要的致病因素，即神志不宁以神门为主，火邪扰心以大陵为主，气滞湿停以内关为主，并随症加减，往往疗效满意。

当然，手法也很重要。观察程老针刺时，根据病之虚实，手法的轻重是不一样的。实证手法一般较重；虚证手法一般较轻。此男子由于失眠时间长，身体比较虚弱，又思虑过度，对外界事物非常敏感，故程老针刺时，手法非常轻，针轻轻地靠在皮肤上，几乎不能立起来，有时他在诊床上睡着后，不小心针就落到地上，但是效果却非常好。

六、散法治疗支气管哮喘

支气管哮喘（又称哮喘）是一种以反复发作气道变应性炎症所导致的气道反应性增高阻塞为特点的临床常见呼吸系统疾病。临床表现为发病时气道广泛性缩窄而造成的呼吸困难急促、胸闷、咳嗽、张口抬肩、鼻翼扇动，兼有哮鸣音。本病的发病率和死亡率仍在逐年上升。

西医学将哮喘分为急性发作期和非急性发作期（包括慢性持续期和缓解期），在治疗上具有临床控制症状效果明显、但根治困难的特点，而且广泛应用的肾上腺皮质激素及气管扩张剂的长期使用带来的毒副作用日趋严重。同时，流行病学调查显示，有关哮喘（成人哮喘和儿童哮喘）的发病率和死亡率并没有降低，反而有逐年增高的趋势。

中医在诊治哮喘方面积累了丰富的经验，自《黄帝内经》以来，历代医家多有研究。《医学入门》曰："呼吸急促者谓之喘，喉中有响声者谓之哮。"可见哮与喘的主症是有区别的，所以哮喘属中医"哮证""喘证"范畴，但是临床多见哮必兼喘、喘必兼哮，故往往以哮喘称之，且以喉间痰鸣如锯、伴气喘为主症。究其原因，明代医家张介宾《景岳全书·杂证谟·喘促》曰："喘有夙根，遇寒即发，或遇劳即发者，亦名哮喘。"提示哮喘是一种内有夙根，外因风寒或劳作而诱发的疾病，故哮喘往往表现为虚实夹杂证。

散法针刺治疗支气管哮喘是彭荣琛在临床中逐渐摸索出来的方法，是全方位治疗哮喘行之有效的手段。

1. 病因病机　外邪诱发，引动痰瘀"夙根"，内外相激阻塞气道，使肺气宣发、肃降的功能失常，是哮喘发病的基本病机。而哮喘之所以反复发作，呈慢性持续状态，其根本原因为正气不足，脾肾阳虚，故哮喘持续期属本虚标实，治宜标本兼顾。病之根本从"肾阳"着眼，因肾乃先天之本。如《医宗必读》曰："肾为脏腑之本，十二经脉之根，呼吸之门，三焦之源，而人资之以为始者也。"脾为肺之母，具有运化之职。另一方面，痰瘀乃发病之"宿根"。当脾肾阳气不足，气化失职时，津液代谢及血液运行失常，停聚则为痰瘀。痰夹瘀血，结成窠臼，潜伏于肺，遂成哮喘的"宿根"。痰瘀为阴邪，阴盛则阳虚，阳虚则痰瘀不去，每因外邪激动而搏击于气道，致哮喘呈慢性反复发作状态。

2. 治疗原则 哮喘以内有正气不足、痰瘀伏肺，外有风寒诱因为特点，治疗上既要散风寒、化痰瘀，又要扶正气，只有标本兼顾，方可事半功倍。

3. 散法治哮喘 散法是指使肺失宣肃而致壅滞于肺之气按正常运行轨道散开的方法。如明代李时珍说："壅者，塞也；宣者，布也，散也。"散法包括治法、配穴、刺法等多方面内涵，在针灸治疗中包括通、合、消等法。

痰瘀乃哮喘之"夙根"，根据朱震亨"善治痰者，不治痰而治气"、唐宗海"治一切血证皆宜治气"的古训，可知治痰治瘀必以治气为先。

（1）配穴三散法：根据主症不同，分别采取宣散、升散、敛散之方法。

1）宣散：适用于哮喘急性发作期，正气较强的患者。以散寒、散气、散阻为治疗作用的一种配穴方法。针对正气较强、症状较重的患者。处方取三风穴（风池、风府、风门），较重者加大椎以发散风寒为主。配定喘、膻中以散气；支沟、间使以散阻，旨在化痰祛瘀；若症状较轻者，可改用内关、外关。

2）升散：适用于哮喘急性发作期，但正气虚的患者。以升补、升提、升调为治疗作用的一种配穴方法。处方取三海穴（气海、中脘、膻中）以升补正气。配百会以升提宗气；列缺、偏历双络相配以升调气机。

3）敛散：适用于哮喘正气逆乱，病情不重，但正气虚的患者。以顺气、收气、纳气为治疗作用的一种配穴方法。处方取三突穴 [天突、天池（大包或食窦，均用灸法）、水突] 以顺气。配膏肓、尺泽以收气；关元以纳气。

（2）针法三散法

1）捣散：即上下轻捣，在靠近骨膜处和神经血管附近等部位捣散。

2）分散：采用恢刺法或苍龟探穴法，如在定喘穴和膏肓穴使用。

3）运散：在四肢部的腧穴或肺部的局部腧穴使用运针及导气手法。

（3）治法三散法

1）烧散：主要在肺俞处烧灼，以皮肤成红色、局部有烧灼感为度（轻度烧伤），一般1周烧1次，不必烧成化脓状。

2）摩散：主要在骨膜上摩擦，如膻中切开后用刀柄摩擦骨膜。

3）拔散：如拔火罐，主要取肩背部腧穴，如大椎、七星台穴。

（4）注重哮喘缓解期的调理：哮喘缓解期重在治肺脾肾，根据症状表现不同，在肺以俞募穴为主，在脾取足三里、中脘，在肾取肾俞、命门、气海，同时可多配合灸法。

附：验案举例

1972年冬月，一高姓妇人，年近六旬，体弱而瘦，患支气管扩张、肺气肿多年，每至冬春则气喘发作已10余年，常用支气管扩张剂予以控制。今秋又作，由其丈夫车推而来，见其喘息不止，张口结舌，半日方能一语。拟行针灸治疗，患者愕然曰："针中装有药水否？"我答："无。"她又问："何以能取效？"我笑而答曰："请试即知。"

当时针其天突，进针约1寸，留针15分钟。翌日，患者步行而来，未言先笑，说昨天针后回家路上即觉胸宽气匀，遂下车自己步行回家，惊叹针刺效果如此神妙，要求再针。

我初始得手，颇为自得，遂仍针天突，进针约2寸，见针体随动脉跳跃而摆动，虑其摇动太大，气不易聚，影响留针效果，故向外出针约5分许，针体仍有轻微摆动，并未介意，留针15分钟而去。谁曾想，不到半小时，患者突然由家人急送来院，脸色发白，气喘再发。家人曰："离院不到一里地，突感胸闷心慌，随之气急而喘，全身出冷汗。"速让其平卧，经检查无明显异常，仅血压略低。猛想起针天突时，针体跳动的情形，担心主动脉弓被刺伤，一时颇为紧张。但当时条件有限，只能留其观察，并先针内关，后针膻中以做调整，轻针浅刺，不敢离去半步。1小时后，患者心平气和，哮喘若失，复笑而去。

半月后，路遇患者，言当天针后，除略有胸闷外，病未再发。后查文献，实际早有"天突一穴治哮喘"之记载，临床医家也有共识，但疗效之好，非亲睹者不敢置信，而针之不当，则变化之剧，亦令人瞠目结舌，恐更为人少知，学而难精，证此为自训，亦为后学之鉴也。

七、针灸为主治腰痛

腰痛是临床常见病、多发病，其疼痛部位虽然以腰部为主，但有的以正中脊柱为重，有的以脊柱两侧为重，故一般称腰脊痛。若腰痛连及他处，则根据疼痛部位命名，如腰背痛、腰骶痛、腰腿痛等。

自《黄帝内经》以来，后世医家对腰痛多有研究，如《诸病源候论》等将腰痛按病程分为"卒腰痛"（急性腰痛）和"久腰痛"（慢性腰痛），《三因极一病证方论》按腰痛病因将腰痛分为外感腰痛、内伤腰痛以及跌仆扭伤所致腰痛等。

针灸为主治腰痛的方法是彭荣琛教授在现代针灸治疗方法上，融合个人经验，总结出来的有效方法，体现了辨证及治法上的优势。

1. 太阳风寒腰痛

主症：发病急，腰脊强痛而有拘急感，并伴有外感症状（具体症状略）。此时要注意的是，患者素无腰痛，只是在犯病后才出现腰痛症状。

病机：外感风寒之邪，外束肌表，侵袭足太阳膀胱经及督脉所致。外邪侵犯肌表，则经络拘急。足太阳膀胱经主表而循背部，先受邪抗邪，而督脉主一身之阳，腰为肾之府，元阳抗邪最剧，故易见腰痛。此类患者病愈后仍感觉腰酸痛。

治法：解表散寒（通阳经，壮督脉）。

处方：大椎、后溪、腰阳关、大肠俞，若症状较重可配申脉。

用法：大椎、腰阳关归属督脉。大椎用泻法，可进针1.2寸，以患者有热感为止；腰阳关平补平泻，可在针上加灸。后溪、大肠俞通督脉。后溪平补平泻、手法宜轻；大肠俞用泻法。一般留针15分钟，中间加强捻转1~2次。

可配合电针或热熨、按摩、拔罐等方法。将电针接在腰阳关与大肠俞上，用中强刺激、间歇波，目的是加强局部效应。热熨时主要是在颈部来回熨，若有血压高的情况则向下熨，效果更好。按摩时也从上向下进行，先从颈部开始，然后逐步向下。拔罐则主要在疼痛较明显的部位进行，若病情较重则采用走罐的方法。

2. 风寒湿痹腰痛

症状：腰痛多伴有骶部及下肢痛，疼痛时重时轻，得暖则舒，遇寒加重，变天时加重，起病或急或缓，一般腰部的转侧活动不受限制，或稍有限制。钝痛或隐痛，或伴有板硬拘紧感。若因风重，则疼痛酸胀，时轻时重；若因风寒重，则腰部有冷感；若因湿重，则腰部呈现重滞感。若风寒湿侵犯日久，隐痛经久不愈，往往伴有腰骶或下肢麻木，甚至下肢肌肉萎缩。

病机：邪滞经络，不通则痛。病情延久，多有正气不足，故往往虚实夹杂。

治法：壮阳祛邪，温经通络。

处方：肾俞、腰阳关、次髎、委中。若风邪偏重者，加风府；若寒邪偏重者，加大椎；若湿邪偏重者，加悬钟（可加灸）。

用法：先针肾俞用补法，坐位，针入 1.2 寸左右，嘱患者起坐数次，留针 15 分钟后出针改卧位；腰阳关平补平泻，可加灸；针次髎时以刺入骶孔中 1.5 寸为宜；针委中时应刺到胫神经或胫静脉，刺中神经后针感向下，刺在神经附近则局部出现胀感，如有下肢萎缩或兼下肢疼痛者，以针感向下为佳，否则以针感停留在局部为宜；如刺中胫神经，要将针退出 1～2 分后留针，切忌在局部反复捣针。采用放血疗法时，出血量以患者的正气强弱为宜。

3. 闪挫瘀血腰痛

症状：腰痛剧烈，呈针刺样或刀割样疼痛，甚至局部有红肿，腰部活动障碍，有压痛或压痛点，有明显外伤史。

病机：经脉气血阻滞而导致气滞血瘀，不通则痛。

治法：行气通经，活血祛瘀。

处方：龈交、长强、腰阳关、阴陵泉、委中或大肠俞。

用法：腰扭伤时，龈交处会出现一个白色或灰色、暗红色的小点，芝麻样大小，在唇系带里，用针将其挑破或挑出来，就能使疼痛缓解。若一时挑不下来，可在龈交处点刺出血，也能起到缓解疼痛的效果。这种方法一般称挑龈交结。长强可用刺法或放血的方法，刺入 0.8 寸左右，要注意针刺的方向，千万不能刺入直肠，中等刺激、不要过多提插，以捻转为主；放血时主要是在长强附近找充盈的静脉，将其挑破。腰阳关以平补平泻为主。针阴陵泉时，应使针感向大腿根部传。委中用放血的方法，刺破胫静脉后往往出血不多，有时为了加大出血量，可在针后加拔罐，有人认为出血可多到 15～20ml。大肠俞可采用苍龟探穴的方法。

在针刺时，可先取坐位刺大肠俞并采用带针活动的方法进行 15 分钟，然后刺其他穴位；或膝胸卧位刺长强，然后取坐位刺其他穴位。

4. 肾虚腰痛

症状：腰痛绵绵不休，休息后可缓解，平卧后可缓解，早晨可缓解，白天加重，活动后加重，天气变化影响不大。另伴有肾虚症状，如易疲倦，记忆力减退，月经不调，男子甚至有遗精、阳痿、性欲减退等。

病机：腰为肾之府，肾精亏虚，故有腰痛。

治法：补益肾气，强健腰膝。

处方：肾俞、命门、腰夹脊、大肠俞，若治疗后效果不佳，则加胸腹部穴（如气海或关元、膻中、中脘）、太溪、悬钟等。胸腹部穴与背部穴反复交替运用，可适当加灸。

用法：肾俞用补法，命门也用补法，另可大面积行灸法，也可用大灸疗法。大肠俞平补平泻。针夹脊穴时，针尖稍向脊椎方向刺入 0.8 寸左右。此种患者多加用按摩的方法。

总之，腰痛病单一情况比较少，多由综合原因引起。在辨证论治的基础上，治疗时应注意以下几点：一是若为腰椎间盘突出者，需先手法复位。按压脊椎时，循腰部脊椎两边从上向下摸，若发现有凸出的部位，则应 2～3 人合作将脊椎拉松，然后突然发力，将凸出部位向脊椎内推压，待凸出部分消失后，再针灸；平时注意保护腰部，暂时不要做运动，尤其是弯腰、用力等动作，避免凸出部分再次外凸。二是若寒湿较重者，可用硫黄火针在腰部脊椎附近进行治疗。三是若肾虚明显者，配合服用中药和灸法。四是若胃肠道功能虚弱者，配合按摩疗法。

附：验案举例

陈某，女，70 岁，2018 年 7 月 17 日初诊。腰痛腰酸 1 个月有余，俯仰不利，疲劳为甚。腰部曾有外伤史，哮喘、肺心病病史多年。刻下：腰痛腰酸，久立久行则加重。伴神疲乏力，纳可，大便溏稀，寐欠佳。平素易感冒，舌边有齿痕、色淡红，苔薄，脉细沉。中医诊断：腰痛（辨证：脾肾不足）。选肾俞、命门、太溪、太冲、足三里，每周针刺 2 次，针刺得气后行补法，留针 30 分钟，嘱患者避风寒。

治疗过程中症状逐步好转，精神增进；连续治疗 3 个月，腰痛腰酸基本改善，腰部活动自如，大便较成形，精神佳。

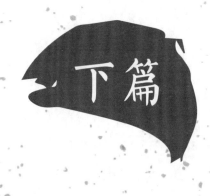

下篇

针灸临床思与辨

第五章

临证读书笔记

南宋著名诗人陆游说："书到用时方恨少，事非经过不知难。"作为一名中医临床医师，知行合一是重要的行医之路，所以临证之余，读书与思考是提高理论水平和临床疗效的不二法门。自古以来，名医们都有耕读之说，正践行了古人"活到老学到老"的人生哲理。

一、阳明潮热之时辰与脾胃主令的区别

中医认为，每至午后3—5点定时而作、状如潮水的发热称阳明潮热，故临床从阳明论治。如《伤寒论》非常重视潮热的出现，把潮热作为辨别阳明里实热的主症。如《伤寒论》第208条："阳明病，脉迟……有潮热者，此外欲解，可攻里也。手足濈然汗出者，此大便已鞕也，大承气汤主之……其热不潮，未可与承气汤；若腹大满不通者，可与小承气汤。"可见，张仲景将潮热有无作为阳明腑实证存在与否的主要依据。而阳明即足阳明胃经，临床多泛指中焦脾胃，但根据子午流注，胃经行于辰时、脾经行于巳时，可见阳明主令与脾胃主令的时辰确有不同。为什么？这是一个值得深思的问题，也是一个容易混淆的问题。

首先，我们应该弄清什么是阳明。《素问·至真要大论》曰："帝曰：阳明何谓也？岐伯曰：两阳合明也。"即阳气旺盛至此而显明之意。那么，阳明主令的含义是什么呢？我们知道，午后3—5点为申时，虽属膀胱主时，但为大自然阳气渐消、阴气将起之时，根据天人合一的理论，此时正是人体阳气收敛之时。阳明主令是指阳明为合，阳气聚合收敛于体内，阳气旺盛于内而温养五脏，如此时阳不内收，反浮于外，则表现为发热定时，可辨为阳明潮热。

子午流注展现了十二经脉气血循行的高潮不同，即"肺寅大卯胃辰宫，脾巳心午小未中，申膀酉肾心包戌，亥焦子胆丑肝通"，这就是子午流注选取最佳腧穴的时间依据，可见胃经行于辰时、脾经行于巳时，脾胃经脉之气血高潮出现在上午。综上可知，阳明主令是指病理的状态，凡因阳明合机失职，导致阳不内收引起的病证，临床均可从阳明论治；而脾胃主令是指经脉

循行的生理状态，遇脾胃虚弱所致病症，可借辰、巳之时脾胃经脉气血旺盛之势而治之，所以两者不能混淆。

二、阿是穴与"以痛为输"的区别

"阿是穴"名称首见于《备急千金要方》，其曰："有阿是之法，言人有病痛，即令捏其上，若里当其处，不问孔穴，即得便快成痛处，即云阿是。灸刺皆验，故曰阿是穴也。"而《扁鹊神应针灸玉龙经》云："不定穴，又名天应穴。"《医学纲目》又称其为"天应穴"。

"阿是穴"在古时多为吴蜀之地的人所用，今查《简明吴方言词典》有"阿表示疑问的语气，跟'可''是否'近似，阿好？阿要？"等等，可见"阿是"是一种应答声。当医师给患者针刺治疗时问"是不是"，患者回答"阿是"，即穴位内有感觉的意思，是患者对针对穴位治疗的一种认定。

过去有人认为"阿"是痛的意思，其源出自《汉书·东方朔传》，原文是："上令倡监榜舍人，舍人不胜痛，呼謈。"颜注为："谓痛切而叫呼也……今人痛甚，则称阿謈。"可见"阿"无痛的意思，仅仅是一种回应声，而"謈"才是痛的意思，因此将"阿"解释为"痛"是不合适的。

近年来，有人认为，"以痛为输"与"阿是穴"是同样的含义，其实两者虽相近但又有区别。

（1）"以痛为输"出于《黄帝内经》。如《素问·缪刺论》曰："疾按之，应手如痛，刺之。"《素问·骨空论》记载："切之坚痛，如筋者灸之。"《灵枢·经筋》云："燔针劫刺……以痛为输。"实际是经筋病的选穴及刺灸方法。即"以痛为输"适用于经筋病，常见的以疼痛为主症的痹证，临床治疗选穴的标准是以压痛点为准。

（2）"阿是穴"是以"快""痛"来确定穴位的。"快"感与"痛"感是截然不同的感觉，可见"阿是穴"包括了"以痛为输"，范围更宽。

《黄帝内经》中除了以患者痛感作为选穴的根据之外，还有以快感作为选穴的依据。如《灵枢·五邪》曰："邪在肺……取之膺中外腧，背三节五脏之傍，以手疾按之，快然，乃刺之。"又《素问·刺腰痛》云："循之累累然，乃刺之。"

综上可知，将"以痛为输"与"阿是穴"等同起来显然是不合适的。

三、经穴、奇穴、阿是穴三者之间的关系

腧穴有经穴、奇穴和阿是穴之分，三者既有共性也有不同。

（1）发展关系：阿是穴是古人选穴治病最朴素认识的总结，是从无意识选穴向有意识选穴转变的标志。随着阿是穴的临床应用和总结，对病与腧穴的关系有了进一步认识，腧穴的功用和位置逐渐相对固定，从而上升为奇穴。经过进一步发掘和提高，奇穴获得普遍的认可，最终成为经穴。这是一个认识逐步上升的过程，也是经穴由少到多不断发展的一个主要途径。如膏肓俞原属阿是穴，唐代医家因其疗效显著而载入《备急千金要方》成为奇穴，发展到宋代《铜人腧穴针灸图经》则将其列为经穴，归属足太阳膀胱经。

（2）互通关系：腧穴的发展历程表明，腧穴具有共同的原始本性，即阿是性，这就是我们选取穴位和认定穴位的一个十分重要的依据。如奇穴中的阑尾穴、胆囊穴虽然有定位，但在取穴时，必须在其定位处及附近寻找压痛或特殊感应，作为刺灸最标准的定位，否则效果就不理想。其他腧穴定位均如此。如《灵枢·背腧》云："肾腧在十四焦之间，皆挟脊相去三寸所，则欲得而验之，按其处，应在中而痛解，乃其腧也。"这就是我们强调的腧穴的"相对位置，得气为准"的依据。

从腧穴形成的条件和阿是穴、经外奇穴、十四经穴三者之间的关系来看，寻找新的穴位，必须有一定的依据和逐步深化的认识才行，即腧穴是否有形成的条件和获得公认的基础（定位、主治、刺灸法等），绝不可人为地指定穴位，否则将事倍功半，甚至一事无成。

四、关于阴井起于木、阳井起于金之缘由

清代医家周学海《读医随笔》中说："天下无一物不备五行，四时无一刻不备五行之气。"经脉之五输穴亦然，其与五行配属的原则是阴井木、阳井金，然后阴阳经分别按相生关系推进发展。这一理论来源于阴阳五行学说和运气学说。

根据运气学说，天干配五行的规律是甲乙配木、丙丁配火、戊己配土、庚辛配金、壬癸配水，甲乙为天干之始，五运亦以甲乙为始，故大运、主运均以木运为始。

清代著名医家张志聪认为，井穴是"澹渗皮肤之血，从井木而溜于脉

中"，即井穴是经脉之气始发之处，遵循天人相应思想，故井穴与甲乙相合。而甲乙两天干之中甲为阳干，乙为阴干，阳与阳合，阴与阴合，这就决定了阴井的五行属性为木，天干之中为乙，即阴井配乙木。

那么，阳井为什么不首先配甲木呢？根据阴阳之间的关系，阴生阳长、从阴化阳方可阴平阳秘，故先从阴经开始而不是从阳经开始，既然阳井从阴化而来，阴井和阳井的关系就是化生关系。根据天干化五运的规律：甲己化土、乙庚化金、丙辛化水、丁壬化木、戊癸化火，由此可见属于阴井木的天干乙变化为金，在化生中，乙为阴金，庚为阳金，乙与庚相配，而阳井与阴井相配，所以阳井的属性就是庚金。正如《难经·六十四难》所说："阴井乙木，阳井庚金。阳井庚，庚者，乙之刚也；阴井乙，乙者，庚之柔也。"

总之，根据阴阳经五输穴的相生关系，临床辨证选穴时可充分运用，使腧穴的功效最大化。

五、五输穴为什么向心性排列

十二经脉无论阴阳经的循行走向如何，五输穴都是向心性排列的，为什么？这是由卫气运行的特点决定的。

十二经脉起于中焦，中焦化生营卫，营卫之气顺手太阴肺经出大指之端，营气及部分卫气进入手阳明大肠经。如《灵枢·邪客》曰："营气者，泌其津液，注之于脉，化以为血，以荣四末……""卫气者，出于悍气之慓疾，而先行于四末分肉皮肤之间而不休者也。"可见卫气慓悍，不受脉道约束，故部分卫气出于脉外而不回脉内。但卫属阳、营属阴，阴阳相属、互根互用，卫气又不可能离开营气的约束而慢无方向地循行，故卫气循脉道而行于脉外，即在肢端溢出的卫气均在十二经脉之外运行，而且出现向心性循行方向。也就是说，无论脉内营气是由胸走手或由手走头还是由头走足或由足走胸腹，脉外卫气都是向心性循行；不论卫气的运行方向如何，总是与营气互相呼应，且受其约束的。因此，卫气运行与营气运行形成了体内的二环运行结构，营气沿十二经脉周而复始、如环无端，卫气从肢端沿经脉向心性运行至气海、气街，体现了人体气血循行多层次的状态。而五输穴向心性排列，不仅表达了卫气运行由少到多逐量递增的现象，也呈现了井、荥、输、经、合不同的功能特点，为临床因病因证选穴配方提供了思路。

六、有关俞募穴的新认识

近代海德（Head）首先记述了内脏器官疾病引起皮肤特定部位的过敏，呈一定程度的规律性，即出现于发生学上属于同一节段的体表相关部位，其中某些部位较为显著，称极点，即最高过敏带。后来麦肯齐（Mackenzie）发现，深部同一层（肌肉、结缔组织、骨膜）也有非常过敏的事实。因为两者常一起出现，故称海德过敏带。海德过敏带与俞募穴的关系见表1。

表1　海德过敏带与俞募穴的关系

脏腑	海德过敏带	募穴	穴位节数
肺、支气管	胸1～3	中府	胸2
心、心包	颈8～胸3	巨阙、膻中	胸6、4
胃、脾	胸6～9	中脘、章门	胸7、9
大肠、小肠	胸9～12	天枢、关元	胸11、12
肾、三焦、输尿管、睾丸、卵巢、子宫	胸11～腰2	京门、石门	胸12、腰1
膀胱	胸11～骶4	中极	胸11

表1显示，背俞穴的位置与节数的关系和此表相似。海德过敏带说明俞募穴直接与脏腑相通是生物内在的必然性，与发生学有着密切的关系，从而证实了古人认定的俞募穴与西医学有着异曲同工之妙。

七、天牖五部、天字穴与人体阳气带

"天牖五部"首载于《灵枢·寒热病》，包括足阳明、手阳明、足少阳、足太阳、手太阴等5条经脉所在颈部的部位，其中以人迎、扶突、天牖、天柱、天府5穴为经脉的代表。对"天牖五部"的提法，历来有3种认识：

一是以《黄帝内经太素》为代表。称"天牖五部"为"颈项之间脏腑五部大输"，也即"胃之五大俞五部也"。其理由是："惟手、足阳明谷气强盛，手少阳三焦之气（有本为足少阳，检例误耳），足太阳诸阳之长，所以此之四脉，并手太阴，入于五部大输之数也。与彼《本输》之中脉次多少不同，彼中十二经脉之中，惟无足之三阴、手之少阴，手足诸阳皆悉□□奇经八脉之中有任、有督，以为脉次。此中惟取五大要输，以为差别。"可见取这些穴位的原因是其所在经脉阳气充足。除足阳明、手阳明、足少阳、足太阳都属阳经外，手太阴肺经虽属阴经，但其为十二经脉的第一条经脉，乃百脉之会，故此 5 条经脉气机旺盛、血脉充足，所以称其穴位为大腧，而"天牖"是"大输"之误。

二是以《类经》为代表。其认为"以天牖居中，统前后上下而言也"，即天牖在五穴中居中。《针灸逢源》指出"天牖五部者，举一穴以统前后上下而言也"，也就是说，以某一个穴位为名举例而已，并无其他什么含义。

三是以清代著名医家张志聪为代表。其认为，牖者，窗也。而这些穴位在人体上部，犹如天窗一样，故称其为天牖。故天牖不是指穴位名，而是指人体上部之窗口。

以上看法各有千秋，因为历史悠久，很难说长道短。但是当我们仔细比较这些腧穴时，就会发现，除天府在臂部之外，其他 4 穴从后发际向前沿着下颌基本在一条弧线上，且在这条弧线上的腧穴还有天窗，附近有天容、天鼎，稍远有天突等"天字穴"。而天府旁有天泉、天溪、天池，稍远有天宗、天髎、天井等"天字穴"，涵盖了除天枢、天冲之外的所有"天字穴"。

综上可见，在人体上出现了两处"天字穴"集中的部位，一上一下，即下颌弧线和上臂线两处。因此天字穴集中的部位具有"天"的明显特点，即腧穴、经脉阳气充足和腧穴居上（中）部等，而"天字穴"集中的两个部位可称之为人体的主要阳气带，且这两个阳气带又分别以天牖和天府为中心。天牖又在天府之上，故将它们称之为"天牖五部"是合理的。

尽管天冲、天枢不在"天字穴"集中带上，但同样具有"天"的特点，故在"天字穴"中，天冲在上，天枢在下。

八、关于阳三针

临床常以风池与大椎相配，称之为"阳三针"，用于治疗一切阴盛阳虚证。大椎、风池均在头项部，头为诸阳之会，背为阳，与阳气关系密切，具有温阳益气、祛风散邪之功，故阳三针又有"温阳铁三角"之美誉。

大椎属督脉，为诸阳之会。《针灸甲乙经》曰："大椎……三阳督脉之会。"大椎具有温阳固表，补益虚损的作用。阳跷入风池，又是足少阳经上主要的祛风穴。三穴形成一个神奇的等腰三角形，结构稳固地支撑着头颅。

阳三针为主穴：一治阳虚所致内脏病。《黄帝内经》曰："阳气者，若天与日，失其所则折寿而不彰，故天运当以日光明。"即人体中的阳气就好像是天体中的太阳一样，阳虚则可引发脏腑疾病。如肺阳虚则卫阳不固，人体防御能力下降，容易诱发感冒、咳嗽、鼻炎、哮喘、慢性阻塞性肺疾病等，临床配风门、肺俞；脾阳虚则运化功能失调，易患胃肠道类疾病，临床常配阴陵泉、足三里；心阳虚则血不养心，推动力不足，血液循环不畅，易患心悸、心痛、胸闷等疾患，临床常配内关、心俞；肾阳虚则气化功能失常，导致泌尿系统、生殖系统等疾病，临床常配太溪、肾俞。

二治颈肩腰腿疾患。如《黄帝内经》曰："阳气者，精则养神，柔则养筋。"通过阳气的濡养，使我们的筋脉保持柔韧灵活。阳虚则风、寒、湿邪易于入侵，筋脉失于温煦，得不到濡养，从而导致颈肩腰腿疼痛或僵硬不适等。

三治未病以调整体质。如体质属阳虚甚者，可在阳三针基础上，加督脉之风府，因督脉乃阳脉之海，故又称阳四针。曾有一女患者常年畏寒，即使夏天都要戴帽子，坚持针刺阳四针后，她说朋友像发现新大陆一样发现她冬天可以不戴帽子了。中医认为"春夏养阳，秋冬养阴"，因此在春夏之季针或灸阳三针或阳四针，可温阳护卫，提高免疫力。

九、刺络放血

刺络放血属于泻法，主要适用于实证或虚实夹杂证。在刺络放血的过程中，必须掌握络脉的颜色、充盈度、并控制放血量等，达到"无失其数"的要求，才会取得满意疗效。

《灵枢》叙述了刺络放血后的 10 种综合表现，包括 2 种血液颜色表现，如血黑、血淡；4 种血量出现变化，如突然大量出血（喷射状）、血量多少不定（若多若少）、出血量多、不出血（肿者），说明针刺的部位、深度没有掌控好；3 种患者身体症状，如扑倒、烦闷、面色苍白，说明医师对患者的身体状况和刺激量把控不到位；最后 1 种，经过刺络放血后并没有什么特殊反应，说明患者身体体质较好。由此可见，其中 9 种表现都与医者的医疗技术有关。

临床在充分了解患者体质、准确把握刺络放血部位的情况下，运用刺络疗法时，要掌握好放血量，并灵活处理随时出现的并发症、后遗症等，以达到"各如其度"的要求，否则会出现"失数而反"的可能，也就是不但不能治愈疾病，反而可能出现其他病情或危急病情，危害身体健康。

十、针刺进针方法

针刺进针方法一般分为快进针和慢进针两种，每种进针法均有利弊。快进针的好处是患者的疼痛感较少，容易被接受；一般适用于急性病或惧痛的患者，或首次接受针灸治疗表现出恐惧或担心的患者。

慢进针的好处是针刺对经络的刺激较为全面，从皮部开始逐渐向络脉、经脉进入，故能调动腧穴局部所有经络的功用，治疗能力更强，一般适用于慢性病或痛阈高的患者。

十一、关于左右捻转手法之补泻

捻转是针刺过程中一种常用的手法。不论进针还是补泻，均可行捻转手法。进针捻转的关键是在捻转时针体不能弯曲，否则会增加疼痛感。因此强调练针是必要的，其关键是练习合力，将捻转的力量顺着针体向下到达针尖。程莘农院士常说，无论针的长短如何，进针时避免针弯曲的重点是捻转时的合力是否能直接到达针尖，而不是进针时手的力量的大小。

自古以来对捻转补泻的争论，即左旋为补还是右旋为补，一直持续不断。所谓左旋为补是指右手捻转，而右旋为补是指左手捻转，其实是一回事，因为左右手的活动是对称的，右手顺时针捻转时，相对应的左手就会逆时针捻转。所以双手捻转时就会出现看起来捻转方向不同，而实际上效果是一样的。

十二、针刺补泻的要点

针刺补泻是根据患者的虚实情况而定的。要取得满意的补虚泻实效果，要点有二：

（1）必须在得气的基础上行补泻手法。无论何种补泻方法，动作都应恰当得体，以得气点为中心运针。如提插补泻，不可如在豆腐中提插一样，随意上下，这就失去了得气的意义，也无法达到补泻的效果。

（2）对皮肤、肌肉实施下压或者上拉。针刺中提插补泻正是在腧穴得气处行压迫或者上提，有压迫感者乃为补，有上提感者乃为泻。正如判断腹痛是寒或热、是虚或实，很重要的一个标准是拒按或喜按，拒按者是热或实，喜按者是寒或虚。而捻转补泻的关键不是左旋或右旋，而是是否出现压迫感或者上提感。因长期形成的动作习惯，右手顺时针捻转时容易出现下压感，所以此时称之为补法；由于左右对称的习惯，左手逆时针旋转时亦会出现下压感，此时同样是补法。因此，争论千年的左旋或右旋何为补泻的问题，实际上是标准问题。

十三、留针时间的判定

留针时间一直以来争论比较大，有留针 15 分钟、20 分钟、30 分钟、45 分钟等不同说法。但根据临床摸索，慢性病留针 30 分钟或以 30 分钟为基数为宜。

根据《灵枢·五十营》，人体营卫气血昼行 25 周、夜行 25 周，一日共运行 50 周。按每天 24 小时计，每运行一周所用的时间为 28.8 分钟。针灸治疗的关键是通过调动人体气血的运行而调整脏腑失和，针灸得气补泻后留针的时间关系到气血运行周而复始的过程，因此留针时间以营卫气血运行一周的时间为准是合适的。由此可见，一般慢性病留针 30 分钟对人体气血的调整是有益的，同时对治疗疾病无疑是有帮助的。太极拳运动验证了这一点。太极拳属体育运动，不仅可强身健体，而且对疾病的治疗是有帮助的。太极拳全程是在阴阳转化、阴阳互动中持续 28 分钟左右，这也是一个对人体内环境调整的过程。

急性病可以根据具体情况而定，因其主要由外邪侵犯导致，一般还没有引起内环境的明显改变，只要外邪得解则病可获愈，临床一般按气至病所的时间而定。具体留针时间可按疾病轻重多至几小时，少则十几分钟。如胆道蛔虫症导致的腹痛，针刺时可留针数小时，直到疼痛明显缓解为止。

十四、关于针灸疗程的长短

《灵枢·寿夭刚柔》曰："形先病而未入脏者，刺之半其日；脏先病而形乃应者，刺之倍其日。"即急性病针灸治疗的时间为患病时间的一半左右，如病程 3～4 日，则针灸治疗需要 2 天左右即可治愈；慢性病针灸治疗的时间为患病时间的 1 倍，如病程半年，则需要针灸治疗 1 年左右，方可治愈。当然，这是指正确的治疗方法所需时间，但如治疗错误或不当、或医师的针灸技能欠佳，则不在以上约定的时间之内，估计可能需要的疗程更长。

这是古人在临床实践过程中观察的结果，还有待于我们在临床不断验证。

十五、常用十六穴的刺灸方法

（1）阳陵泉：属足少阳胆经。进针后先在腓骨上轻轻敲击 8 下，乃肝之成数也，然后向外提针，转针再刺向腓骨前缘，根据虚实以擦骨膜手法行补泻后留针，此属《黄帝内经》二十六刺之短刺法。如筋骨有病者，临床多用此法；如肝胆气机失调者，直接沿腓骨前缘刺入即可。

（2）期门：属足厥阴肝经。沿第 6 肋骨前缘慢慢进针，先直刺，当针下感觉有不同于肌肉的阻力时，说明已达内脏边缘，用针尖轻轻在内脏边缘上敲击 8 下，然后向外提针，转成外侧斜刺，一般刺入 5 分左右即可留针。这种方法称之为直刺斜留。

（3）四神聪：经外奇穴之一，由 4 个穴组成。一是选针刺点：①可以在百会前后左右约 1 寸斜刺；②可在百会斜方向上（如 × 号，组成梅花状）各 1 寸处刺入。二是针尖朝向：①以补气为主，向脑后方向刺入，适用于气血阴升阳降不畅者；②以振奋为主，针尖向前额方向刺入，适用于阳气不振、外邪入侵者；③以聚气为主，针尖向百会方向刺入，适用于阳气虚弱者。三是针刺深度：一般在 3 ~ 5 分，留针时，针尖不要直接刺向头骨，而是以针体贴向头骨，并以针体轻轻摩擦头骨骨膜。

（4）膏肓：属足太阳膀胱经。据《灸膏肓腧穴法》所载，治疗时宜将患者肩胛骨向两侧拉开，然后施行灸法。一般灸壮较多，有多到 500 壮之说，但是灸壮数，不是一次所能达到的，多为数月积累相加而成，故每次每穴的灸疗时间不要太长，一般在 5 分钟左右。因穴处肺部范畴，肺为娇脏，通燥气喜润，若火气太旺，易伤肺津，所以不宜多灸久灸；针刺时，可先行直刺后提针，再将针转向肩胛骨、肋骨之间刺入，至 5 分左右深度后留针，切忌过深而导致气胸。

（5）丰隆：属足阳明胃经。进针时针尖朝向腓骨，慢慢刺入达腓骨后，轻轻在骨膜上敲击 10 下，后向外提针约 1 ~ 2 分后留针。中医认为，脾胃为生痰之源，丰隆具有祛痰化痰之功，宜行泻法，适当时可加灸。

（6）悬钟：属足少阳胆经。一是定位：①定位有腓骨后缘和腓骨前缘两说，估计是依据人体血管、神经的位置或走向而定。中医认为，悬钟乃八会穴之髓会，故其针对的不仅仅是西医学所说的血管、神经，而应该与骨、髓关系更为密切。②古代定位在腓骨上、肌肉高起处。按古代定位的方法，以手沿外踝向上摸，直至明显摸到骨头，再向上至小腿肌肉高起处，故此穴又称绝骨。二是刺法：针刺时，从腓骨前缘或后缘进针，尽量靠近腓骨处，先在腓骨骨膜上轻轻敲击8下，然后提针、转针再刺入，在腓骨前缘（或后缘）留针，目的是让针体紧贴着腓骨骨膜。

（7）天突：属任脉。根据不同的病症，针刺方法不同。①治疗咳嗽时，针尖刺向气管，在靠近气管时针尖向下，轻轻敲击气管后，将针稍稍提出少许再留针；②治疗气喘时，针尖刺入皮后向下沿胸骨柄斜刺，约5～8分，若针体随着动脉跳动，则将针向上提起少许，直到针体无明显跳动后留针。

（8）水沟：属督脉。治疗晕厥和休克昏迷时，针尖刺向鼻部，到达鼻中隔下、牙龈上留针；或用三棱针局部点刺出血。治疗面瘫时，针尖斜向面部歪斜方的地仓方向进针2分左右即可。运用十三鬼穴时，则针从左向右刺入，从鼻唇沟下面穿过，到达右侧皮下，然后留针。

（9）承浆：属任脉。①因津液分泌失调导致口干或流涎者，针刺向牙龈根部。②面瘫者，针尖斜向面部歪斜方的地仓方向进针2分左右即可。③运用十三鬼穴时，则针从左向右刺入，从鼻唇沟下面穿过，到达右侧皮下，然后留针。

（10）膻中：属任脉。因任脉从下向上循行，故针尖一般向上斜刺。针刺时，斜刺进针，先用针尖在胸骨柄上轻轻敲击数次，后向外提针，将针尖刺入皮下与胸骨柄之间，以针体在胸骨上轻轻摩擦数次后留针。另外，为了针刺方便，尤其是女性患者，一般不从上向下刺，即使热证、实证用以泻邪，仅行手法中的泻法，而极少使用逆经刺。

（11）肩髃：属手阳明大肠经。①治疗肩关节疾病时，刺向关节腔，由于关节较大，可采用齐刺法，当针尖刺入关节腔内后留针；②治疗肩周炎时，刺向肩部三角肌，后行合谷刺，当针尖至关节最疼痛的部位后留针。若疼痛比较明显者，均可配合灸法。

（12）委中：属足太阳膀胱经。针刺前，用左手示指和中指稍微用力压住委中两侧凹陷处，沿着委中稍外侧直刺进针，后提针转向内侧另一个方向，呈扇面样多次提针、刺入，若针感明显时即停针、留针。为提针、转针之便，可采用1寸针针刺。若委中处肌肉较丰满，可用左手手指稍用力将肌肉向下深压一点。

（13）环跳：属足少阳胆经。选用2.5寸针进行针刺，如再长不宜掌握。最好取侧卧位或俯卧位，选定腧穴后，用左手中指、示指压住穴位周围的肌肉后进针，也是呈扇面刺，当患者自觉有明显针感时，即可停针、留针。注意：不一定要刺中坐骨神经，如刺中坐骨神经，只需轻轻在坐骨神经上点刺，不宜深刺或重刺，仅有明显针感即可。

（14）睛明：属足太阳膀胱经。针刺前选用无瑕疵的 1.5 寸无菌针，并严格消毒。在目内眦上面的眼眶内缘处直刺，快速穿皮后，缓慢向内进针，仔细用心体会针下的感觉，当针下有阻力时，即停止向下，将针尖向上稍提后，转一下方向再向下刺，一般刺入 0.8 ~ 1.2 寸左右，切忌刺中视网膜，稍有停顿即可缓慢向上出针。如留针必须让患者闭眼，眼球不要左右转动，出针时一定要按压针孔一段时间，以防止出血。

（15）地仓：属足阳明胃经。选用 1 寸针，首先向外斜刺约 1 分，然后针尖转向朝下，再向下刺入 2 ~ 3 分后留针。因为地仓不易得气，故用针将局部肌肉扭转一下，使肌肉产生紧张感，可达最佳效果，尤其是对面瘫患者。

（16）四缝：经外奇穴之一。首先观察穴处是否有明显血管，若看不见血管，说明局部内有积液，局部皮肤高起，即用三棱针点刺，然后将腧穴处的积液挤出即可。一般来说，点刺四缝以出液为好，尽量少出血。另外，四缝不一定 8 个穴都取。

十六、中风的先兆

中风根据神志是否清醒，有中脏腑和中经络之分，但中脏腑又有中腑和中脏之别。那么，临床怎样鉴别呢？

根据《针灸资生经》的论述，宋代医家王执中认为，"手足不随，其状觉手足或麻或痛，良久乃已，此将中府之候……其状觉心中愦乱，神思不怡，或手足麻，此将中藏之候"。同时，在中风的预测方面提出了两点：一是"非时足胫上忽酸重顽痹，良久方解"；二是"忽觉心腹中热甚"。这都是将中风之候，如明代朱权在《乾坤生意》中说："觉大拇指及次指麻木不仁，或手足少力，或肌肉微掣者，此先兆也，三年内必有大风之至。"把握中风的先兆症状，对临床来说非常有意义。

当然，古代学者认为，中风的特有症状与五脏之间有着密切的关系，即"眼瞀者，中于肝；舌不能言者，中于心；唇缓、便秘者，中于脾；鼻塞者，中于肺；耳聋者，中于肾。此五者病深，多为难治"，值得临床重视。

十七、关于口眼㖞斜

口眼㖞斜是临床常见症状之一。一般来说，导致口眼㖞斜有两种情况：

一是中风，又称中枢性面瘫。西医学的观点是脑血管疾病导致；中医认为，主要由内风引起。二是小中风，又称周围性面瘫。因外周神经麻痹所致，属中医外风入络。两者虽然病因差别很大，但针灸治疗方法大致相同。实践证明，临床疗效却大不同，可见在中医辨证的基础上，针对病因的治疗不容忽视。

周围性面瘫注重扶正祛风为要，故以祛风通络为主的四步法正切中病机核心，具有较满意的临床疗效。中枢性面瘫应重视脑血管疾患，若脑内疾患不能很好地解决，口眼㖞斜的治疗效果就会大打折扣，故针对脑血管病变，临床采用以十二井穴为主穴的大接经全息疗法，收效明显。

十八、痿躄的治疗

风、痿、痹、痛四大证是临床针灸治疗的优势病种。何为痿躄？《万病回春》认为，乃上盛下虚，能食不能行也。

自《黄帝内经》以来，对痿躄就有专篇论述，究其病因，多由内伤血气虚损所致。综合文献，治疗大法主要有3种：

（1）《黄帝内经》引"论言"曰："治痿者独取阳明。"具体方法在《素问·痿论》中有："各补其荥而通其俞，调其虚实，和其逆顺，筋脉骨肉。各以其时受月，则病已矣。"说明两个含义：①据吴崑："补，致其气也；通，行其气也。"就是说补其荥穴，行其俞穴，以达到补气行气的目的。②据高士宗："各以其四时受气之月而施治之。"就是说五脏之气各有其气机旺盛的月份，为提高疗效，治疗应在该脏当旺的月份进行。

（2）林文仰等引《素问·阴阳别论》的看法，三阴三阳发病为偏枯痿易。三阴为太阴，三阳为太阳，因是三阴三阳致病，故治疗以足太阴经与手太阳经为主。

（3）黄鸿舫的看法："痿证热邪形成者居多。痿证有湿重于热，或热重于湿之分。湿重于热者，此因湿郁不化，络道闭塞所致，当守崇土逐湿、去瘀通络之法，当以手足阳明、足太阴三经为主。热重于湿者，此因湿从燥化，热甚伤阴所致，当守泻南补北之法，清金制木则土不受戕，清热养肺则金不燥，一般常考虑在手太阴、手阳明、足少阴、足阳明等处治之。"

十九、关于治痿者独取阳明

对于"治痿者独取阳明",历代医家均崇《黄帝内经》之解释,即阳明为多气多血之经,与脾胃相关,主四肢肌肉,故阳明实则能治痿。

现代中医学者任应秋认为,痿病的基本病机是津气两虚,津不能濡养经脉,气不能温煦肌肉。然在气津两虚的基础上,虽有偏热和偏寒之分,但益气补津是其总的治法。

有学者主张,痿病选穴以阳明经为主,以太阳经、少阳经为辅。王宗学认为,以阳明经为主是因为阳明经连于带脉和督脉,带脉束于诸脉,督脉为阳经之海,阳明受邪则可涉及诸脉,故在阳明经为主的基础上,必须配合阴阳各经以疏通经隧,以使气血输注全身。

临床西医所说的周围神经病变、脊髓病变、进行性肌营养不良、侧索硬化、周期性瘫痪等均可参照痿病的治疗方法。

二十、《灵枢》束四末治痿厥

"束四末以治痿厥"之说首见于《灵枢·杂病》,其说:"痿厥为四末束悗,乃疾解之,日二,不仁者十日而知,无休,病已止。"

从字义上看,"束"乃束缚、捆绑;"悗"乃满闷、胀满。根据古人解释,"束四末以治痿厥"就是在患者四肢末端,用布条捆绑,使血液流通暂时受阻,微循环血液不能回流到静脉中,而充盈在络脉处,经过一段时间后,将布条解开,动脉血迅速进入指/趾尖,络脉血也迅速回流到静脉中,出现一次较强的气血交流,以使四肢末端阳气旺盛,以首先解除厥的问题,进而解决痿的问题。丹波元简所云"往往亲睹痿疾,以布束缚四肢,经久复故者(指恢复得和正常人一样)",应属不假。

当然,后世医家亦有看法。如张介宾认为,以针刺四肢穴位治疗痿厥为宜。正如他说:"当刺四肢之穴,疾速解之,每日取之必二次。甚至有不仁而痛痒无觉者,解之十日,必渐有知。此法行之无休,待其病已而后可止针。"

从《灵枢·杂病》所说"四末束悗"而言,是指/趾尖均用布条捆绑,还是只捆绑其中几根呢?捆绑多长时间为好呢?多长时间捆绑一次呢?根据"治痿者独取阳明""三阴三阳发病为偏枯痿易"等,以及黄鸿舫的临床总结,一般常取手太阴、手阳明、足少阴、足阳明等腧穴治之,故在捆绑指/趾尖时,主要捆绑拇指、示指、第5趾、第2趾,同时还可根据症状和辨证

的结果捆绑其他指 / 趾尖，所以不一定每次都将指 / 趾尖全部捆绑起来。另外，本篇指出，捆绑次数为 1 日 2 次，根据三八规律，2 次之间应该间隔 8 小时以上。治疗 10 日有获效者，坚持治疗直至痊愈。

二十一、关于冬病夏治

冬天易发之疾病，多阴邪比较顽固，而在夏天由于天之阳气比较旺盛，且人体的阳气也相对较旺，抗病能力有所增强，此时治疗是一种治本疗法，故效果较好。

冬病夏治源于《素问·四气调神大论》所说的春夏养阳之说，多在三伏天用穴位敷贴疗法进行治疗，可以减轻（尤其是冬天易发的胸肺部顽固性疾患）症状，减少发作次数，对疾病产生可控性。实际上不仅是穴位敷贴，用其他中医药的方法也同样可以达到冬病夏治的效果。

特殊病情还可以使用瘢痕灸，但需征得患者的同意。近年来实验研究发现，瘢痕灸对改善人体的免疫功能，提高环腺苷酸（cAMP）含量有较好的作用。据报道，伏天用瘢痕灸的显效率为 34.1%，肺阻抗图改变明显；而在非伏天则为 23.5%，且在伏天用非瘢痕灸则效果欠佳。

李志明等用瘢痕灸治疗肺结核 23 例，取大椎、风门、肺俞、膻中为主穴，并随症加减，各灸 5～7 壮；灸后 3～10 个月，症状均获改善，有效率为 82.61%。也有人认为瘢痕灸宜在夏令（小暑至白露）不发时施灸，其处方为：第 1 年用大椎（9 壮）、肺俞（9 壮），青少年及成年人病程不久、病根未深（3 年以内）、症状较轻者，灸此 2 穴三点即可；反之，必须翌年再灸，或随症酌加 1 穴，常用者为灵台或天突。第 2 年用风门（9 壮）、灵台（9 壮），或膻中（7 壮）。第 3 年用膏肓（9 壮）、大杼（9 壮）。如发时喘息特甚，不能平卧，呈端坐呼吸者，第 1 年即加灵台（9 壮），痰涎壅盛者加天突（5 壮），显著瘦弱者加膏肓（9 壮），肾虚气逆而致喘者加气海（9 壮），平时痰多湿重者加中脘（9 壮），常自汗、盗汗者加陶道（9 壮）。上述随症配穴，分别在第 1、第 2 年酌情加用 1 穴。

第六章

针灸处方临证运用

方随法出，法因证立，临床针灸处方的运用是在中医基础理论的指导下，遵循着理法方穴环环相扣的原则，否则针灸处方将是无源之水、无本之木而落入无用武之地的境况。

一、温阳护卫方治疗感冒反复发作案

组成：阳四针、外关、申脉、太溪、太冲。

功效：温阳护卫，散寒祛邪。

方义：本处方是在张仲景《伤寒论》二风方的基础上化裁而来。"太阳病，初服桂枝汤，反烦不解者，先刺风池、风府，却与桂枝汤则愈。"临床多用于阳虚体弱或阴盛体质之人。

二风方配大椎，组成阳四针，其中风府、大椎均属督脉，督脉乃"阳脉之海"，共奏温督阳、散寒邪之功；风池属少阳经，少阳属木，具有升发、发散之势，故可发散风寒，共为君穴，以达温阳散寒之效。外关、申脉为臣，同为八脉交会穴，外关通阳维脉，申脉通阳跷脉。如《难经·二十九难》曰："阳维维于阳……阳维为病苦寒热。"阳跷脉、阳维脉分别维护左右及在表之诸阳，协同督脉之大椎、风府共同调动奇经八脉的阳气，统领一身之阳气，温养全身，鼓舞正气抗邪外出。足少阴肾经之原穴太溪为佐，乃阴中求阳，使阴阳生化无穷也。足厥阴肝经之原穴、输穴太冲，属木，"木曰曲直"，可疏泄气机、敷布阳气，使寒无所藏。诸穴相配，通过调动和振奋阳气，驱寒散邪，以提高人体的正气。

操作：大椎，针刺 0.5～1.2 寸，捻转补法；风府，针刺 0.5～0.8 寸，补法；双侧风池，针刺 0.5～0.8 寸，捻转补法；外关，针刺 0.8～1.2 寸，先泻后补；申脉，针刺 0.5～0.8 寸，捻转补法；太溪，针刺 0.5～1.2 寸，捻转提插补法；太冲针刺 0.5～1.2 寸，平补平泻。均留针 30 分钟左右。

加减：素体虚弱者，加足三里补后天之本，以防邪气内传；伴自汗者，加内关，与外关相配，调和营卫。

验案：陈某，女，37 岁，2016 年 5 月 21 日初诊。自诉今年 1 月生产后感冒反复缠绵难愈，已迁延 5 个月有余。刻下：畏寒，四肢冰凉，乏力神疲，咳嗽、遇风则甚，无痰，流涕，口干，纳可，寐欠佳，二便调。平素月经规律（13，4 ~ 5/28 ~ 30），月经量少、色淡，无血块。末次月经（LMP）2016 年 5 月 19 日。舌淡苔薄白、边有齿痕，脉沉细。西医诊断：上呼吸道感染；中医诊断：感冒（辨证：阳虚受寒，肺失宣降）。

选温阳护卫方加列缺针刺治之，1 周 2 ~ 3 次，每次留针 30 分钟。7 天后，患者咳嗽已经明显减轻，偶有咳嗽，咽痒，畏风怕冷较前缓解，舌脉同上。取上方去列缺，加足三里，补后天之本以培土生金。患者坚持治疗 2 个月后，感冒未作，畏寒怕冷较前明显改善。

按语：中医学认为，"正气存内，邪不可干"。感冒反复发作或缠绵难愈均与正气不足和体质相关。患者产后气血亏虚，腠理疏松，加之素体阳气偏虚，卫气不固，外感寒邪又伤及阳气，正气虚弱，难以抵邪外出，故感冒缠绵不愈。

本病属阳虚邪恋，本虚标实之证。督脉亏损于内，脾肾之阳不足，则四肢之末失阳气之温养；阳维脉不足以护外，卫阳亏虚不能抵御外寒，故病作。治宜扶正以祛邪，重在调补阳气。温阳护卫方正切合病机核心，而正气充足则邪气乃去。

二、温阳通窍方治疗过敏性鼻炎案

组成：大椎、风池、迎香、合谷、足三里、太溪。

功效：温阳散寒，宣肺通窍。

方义：本方在《针灸大成》鼻衄方的基础上化裁而来。过敏性鼻炎属中医"鼻鼽"范畴，一般病程较长，迁延难愈，虽病在局部，肺开窍于鼻，但其根本病机为脾肾阳虚。如《素问·玉机真脏论》云："帝曰：夫子言脾为孤脏，中央土以灌四傍，其太过与不及，其病皆何如？岐伯曰：太过则令人四支不举，其不及则令人九窍不通，名曰重强。"又《素问·宣明五气》曰："五气所病……肾为欠为嚏。"

方中大椎、风池为君，称之为"阳三针"，是温阳散寒的常用组合。如《素问·金匮真言论》言："病在肺，俞在肩背。"此乃阴病治阳之法。其中，大椎属督脉，为手足六阳经交汇之处，乃诸阳之会，风邪上受则寒从背生，督脉为"阳脉之海"，通达督脉是解表扶正最为快捷的途径，故刺之可温阳以祛风散寒；风池属足少阳胆经，为风邪入脑之冲路，乃风之所汇，刺之有祛风散寒之功。此外，风池的针刺方向应朝向鼻尖，取针向病所之意。手阳明经之迎香、合谷为臣，远近相配。迎香位于鼻旁，乃嗅觉之冲，可知香嗅。如《针灸大成》云："迎香……主鼻塞不闻香臭，偏风口㖞，面痒浮肿，风动叶落，状如虫行，唇肿痛，喘息不利，鼻㖞多涕，鼽衄骨疮，鼻有息肉。"肺与大肠相表里，鼻为肺之窍，原穴合谷与迎香乃治鼻病之要穴，有宣肺开窍之功。肺为气之主，鼻为肺之窍，脾为生气之源，鼻的健旺依赖于脾胃水谷精微的滋养。《医学入门》卷四言："鼻乃清气出入之道，清气者，胃中生发之气也。"佐以足三里、太溪原合相配，以补益先后天。足三里乃足阳明胃经之合穴，寓旺脾土以"培土生金"之意。太溪为足少阴肾经原穴，属土，可补火生土，又可金水相生；其为肾之元阴元阳所在，肾为气之根，主一身之阳，肾气充盈，肺气得以温煦，吸入之气得以摄纳，取其温肾纳水，专治因肾阳虚不能温化水湿，寒水上泛而致鼻流清涕不止之症，同时也切合"久病入络，久病及肾"之意。诸穴协同，扶正祛邪，共奏温阳散寒、宣肺通窍之功。

操作： 大椎，向上斜刺 5~8 分，不可深刺，用补法；风池，针尖朝向鼻尖方向刺之，约 8 分~1 寸，不可深刺，用泻法；迎香，向鼻根部方向斜刺，3~5 分，用泻法；合谷，针时患者手呈半握拳状，直刺 5 分~1 寸，用补法；足三里，直刺 1.5~2 寸，用补法；太溪，直刺 5~8 分，用补法。以上穴位均留针 30 分钟左右。

加减： 若恶寒较重者，加风府，直刺 5 分左右，可不留针，用平补平泻法；若感冒较重者，加陶道、身柱，直刺 5~8 分，刺入骨缝中，用泻法；若咳嗽有痰者，加肺俞、中府，斜刺 3~5 分，用平补平泻法；若鼻塞较重者，加印堂、水沟，印堂向下斜刺 3~5 分，用泻法，水沟向上斜刺 2 分左右，刺入即留针。若有肺热所致的咽痛、流黄鼻涕，加鱼际，直刺 5~8 分，用泻法，以清泄肺热；若瘀血内阻，加血海、曲池，血海直刺 1~1.5 寸，曲池直刺 5 分~1 寸，用平补平泻法，以活血祛瘀。以上穴位除风府外，均留针 30 分钟左右。

验案： 陈某，女，36 岁，2017 年 9 月 8 日初诊。过敏性鼻炎病史多年，曾于我处治疗后，症状明显改善。近 2 日因吹空调着凉后，再次发作。现症：晨起打喷嚏，鼻塞严重，甚则失嗅，流大量清涕，遇风寒或闻异味发作明显。平素畏寒恶风，易出汗，纳寐可，大便不成形，舌淡红、苔薄白、边有齿痕，脉沉细。西医诊断：过敏性鼻炎；中医诊断：鼻鼽（辨证：脾肾阳虚，肺失宣降）。

选温阳通窍方针刺之，隔日 1 次，每次留针 30 分钟。当日留针 30 分钟后，患者诉鼻塞症状缓解许多，可闻到气味。1 周后，患者鼻塞已通，可闻香臭，晨起打喷嚏次数减少，少量清涕，舌脉同前，余情尚可。守上方去风池，继续针刺治疗 2 周，以扶助正气，增强机体抗邪能力，并嘱其避风寒，饮食忌生冷油腻，注意自我调护。

按语： 患者过敏性鼻炎病史多年，以"反复鼻塞、流清涕、打喷嚏"为主症。《素问·生气通天论》曰："阳气者，若天与日，失其所则折寿而不彰。"阳气衰微，不论肌表、清窍、脏腑均可失于温煦。肺为娇脏，主一身之皮毛，外邪侵袭，肺首当其冲。肺气亏虚，发于肌表，表虚不固，故畏寒恶风；阳不敛阴，故易汗出；发于清窍，肺窍为鼻，在液为涕，故鼻流清涕、鼻塞。

久病必累及他脏。"子病及母"，鼻位居中央，当属脾土，脾为生气之源，鼻之健旺有赖于脾气之滋养。"母病及子"，肾络通于肺，为诸阳之根，又《素问·宣明五气》指出"五气所病……肾为欠为嚏"。肺气充实有赖于脾气的输布，肾气的温养，故脾肾阳虚，摄纳无权，气不归元，耗散于上，则喷嚏频发、清涕涟涟，症状更加严重，且"舌淡红、苔薄白，脉沉细"为脾肾阳虚之征。

《医学发明》谓："肺者，肾之母，皮毛之阳，元本虚弱，更以冬月助其令，故病者善嚏、鼻流清涕。"所以过敏性鼻炎往往遇寒则发，得温则解，外感风寒之邪常为其发病的诱因。

本患者辨证辨病为"气虚阳微"之"鼻鼽"，病位在鼻，涉及五脏之肺、脾、肾，病性为虚实夹杂，以"脾肾阳虚"为本，"肺气不固，外感风寒"为标。故以标本同治为原则，治本为主，兼顾其标，治宜温养脾肾，解表散寒。温阳通窍方正切中此意。

三、平喘止哮方治疗哮喘急性发作案

组成：大椎、风门、天突、间使、支沟、足三里。

功效：温阳祛风，宣肺平喘，化痰行瘀。

方义：本处方在杨继洲《针灸大成》止嗽方的基础上化裁而来。

方中大椎、风门乃阴病治阳、温阳祛风之意。如国医大师洪广祥云："治肺不远温。"而大椎为诸阳之会，属督脉，督脉乃阳脉之海，壮督阳以化痰祛瘀；"风为百病之长"，太阳经为六经之藩篱，取足太阳膀胱经风门，具有祛风护卫、固守肺窗之功；大椎、风门与任脉之天突前后相配共为君，天气通于肺，穴处犹如肺气出入之灶突也，为降逆化痰、平喘止哮之妙穴。间使、支沟为臣，以除哮喘之宿根。哮喘以阳虚为本，阳气虚则无力推动血行，血行不畅，瘀血内生，"血不利则为水"，瘀血致痰饮，痰瘀胶着，形成窠臼。"鬼穴"间使，为心包经之经穴，属金应肺，肺主气，心包经主血，取之可活血化瘀；支沟属手少阳三焦经，三焦既为气道又为水道，可行气利水。两者阴阳表里相配，共奏活血化瘀、行气化痰之功。足三里为佐使，一则健脾利湿以除生痰之源，二则培土生金以益肺。全方君臣佐使相互配合，以达宣肺平喘止哮之效。

操作：大椎直刺1.2寸，用补法；风门（双侧）向脊椎方向斜刺5分左右，用补法；天突沿胸骨向下斜刺5分左右，用平补平泻法；间使（右侧）直刺8分~1.2寸，用泻法；支沟（左侧）直刺8分~1.2寸，用泻法；足三里（左侧）直刺8分~1.2寸，用补法。以上穴位均留针30分钟左右。

加减：咽喉疼痛、鼻塞者，加少商、鱼际，宣肺开窍利咽喉；咳嗽病程长者，加太渊（右侧），用导气法出谷气祛邪气；胸闷不适者，加太冲、尺泽，调畅胸中气机。

验案：林某，女，45岁，2017年8月15日初诊。自诉哮喘病史6年，平素病情控制平稳。3天前因食三文鱼等海鲜后哮喘复发。刻下：喉间哮鸣音明显，夜间为甚，咳嗽痰多，咳出不爽，色黄白相间、质稠，胸闷气短，鼻流黄涕，神疲，畏寒恶风，纳可寐欠安，口干思温饮，观其舌暗红、中有裂纹，苔薄，诊其脉细滑。西医诊断：哮喘；中医诊断：哮病（辨证：阳虚痰阻，肺失宣降）。

选平喘止哮加少商针刺治之，2日1次，每次留针30分钟。针第2次后，患者哮喘明显缓解，胸闷及咽喉部堵塞感减轻许多，气息较前平稳。现仅剩少许咳嗽，喉中痰阻，较难咳出，舌脉同上。续予宣肺平喘方，温阳祛风、化痰行瘀、宣肺止喘。并嘱患者坚持治疗 2 周。

按语：患者哮喘病史多年，久病必虚。中医认为"形寒寒饮则伤肺"，因食用海鲜后寒邪伤肺，故哮喘复作；肺气不利，宣降失常，痰阻气道，气道欠畅，故见喉中哮鸣音、咳嗽痰多；胸中气机斡旋不利，故见胸闷气短；久病必虚、久病及肾，肾为元阴元阳，肾阳亏虚，气化不利则见畏寒恶风、口干思温饮；久病入络，痰瘀互结，故在温阳祛风、宣肺平喘的基础上，加以化痰散瘀，以祛哮喘之宿根。

四、通阳宣痹方治疗胸痹案

组成：大陵、间使、公孙、少商、太冲。

功效：通阳宣痹，豁痰化瘀。

方义：本处方在《针灸甲乙经校释》甲乙胸痹方的基础上化裁而来。本方有通阳宣痹、宁心安神的作用，对胸闷如窒、心痛善悲、心悬如饥之状、心澹澹而惊者有效。

"胸痹"之名最早见于张仲景《金匮要略》，以胸部闷痛为主症，轻者仅感胸闷如窒、呼吸欠畅，重者可心痛彻背，背痛彻心。其病位在胸，内含心、肺，但与肝、脾、肾关系密切，病性多为本虚标实，本虚以气虚、阳虚为主，标实以血瘀、痰浊多见，故心阳不振、痰瘀痹阻是其病机关键。

方中大陵、间使为君，乃手厥阴心包经之腧穴。厥阴起于胸中，合于胸前。胸为清虚之地，清阳所主。大陵是原穴、输穴，以补益心气、振奋心阳，取其左正合"左阳右阴"之意。如李杲曰："气在于心者，取之手少阴心主之输神门、大陵……同精导气，使复其本位。"间使又为扁鹊十三鬼穴之一，可活血化瘀以通痹。如《针灸聚英》云："假如胸痹治太渊，胸中淡者间使宜……"足太阴脾经之络穴公孙为臣，通冲脉，冲脉乃十二经脉气血会聚的要冲，血不利则为水，痰以水为本，因湿而动，故取其左，重在健脾阳而化痰湿；与大陵、间使上下相配，祛阴邪、开胸阳以通痹止痛。《针灸大成》曰："脾心痛急寻公孙。"佐使之穴少商为肺经井穴，属木，肺主气，配合肝经之原穴太冲，肝主疏泄。取左少商、右太冲，一左一右，上下相配，"左肝右肺""左升右降"，调整胸部气机，以行气之力推动血和津液之运行，正是"治痰治瘀当以治气为先"，气行则痰消瘀化。

操作： 大陵直刺 2 分，得气后行捻转泻法；间使直刺 5～8 分，得气后行提插泻法；公孙直刺 5 分，用平补平泻法；太冲直刺 3～5 分，得气后行提插补法；少商浅刺，平补平泻。以上穴位均留针 30 分钟左右。

加减： 心悸、寐差者，加神门，宁心安神；久病体虚者，加太溪、足三里，补益先后天以强身。

验案： 白某，女，64 岁，2016 年 11 月 19 日初诊。自诉近 10 余年来自觉胸闷、总感觉喘不过气来、心慌，变天时更明显，曾多次求诊于多家医院但查体无异常，此次经朋友介绍前来就诊。刻下：胸闷、气喘、呼吸不畅、善太息、口干思饮、双足趾易抽筋、有麻木感，寐差，舌暗红、有裂纹，苔黄腻，边有齿痕，脉沉细。诊断为"痰瘀互阻"之胸痹。

选通阳宣痹方加足三里、太溪针刺治之。2 日 1 次，每次留针 30 分钟。首次针刺完毕后，患者感觉呼吸改善明显。针刺 1 周后，胸闷堵塞感明显改善，睡眠易醒症状亦大大减轻。

1 周后患者复诊，诉偶有心慌，双足趾仍有麻木抽筋感。在通阳宣痹方基础上，加内关，增强宁心安神的作用；"阳气者，精则养神，柔则养筋"，加左侧太溪，脾主四肢亦可加左侧阴陵泉，增强阳气濡养筋脉之功，以加强疗效。并嘱患者坚持治疗。

按语： 本病痰踞心胸，胸阳痹阻，痹久致瘀，血行瘀滞，痰瘀交阻，壅塞胸中，胸中气机痹阻，故自觉胸闷、呼吸不畅；患者病延日久，因实致虚，耗气伤阳，久病及肾，心肾阴虚，水亏火炎，故寐差。本案属本虚标实、虚实夹杂之证，选用通阳宣痹方祛邪的同时不忘扶正，故加足三里与太溪补益先后天以强身，同时起到交通心肾、宁心安神的作用。

五、祛湿化痰方治疗上气道咳嗽综合征案

组成： 少商、阴陵泉、太溪、间使、支沟、太冲。

功效： 祛湿化痰，行气通窍。

方义： 本方主要用于治疗痰湿阻窍证。根据脏腑特性，痰湿与肺、脾、肾关系密切，治宜宣上、畅中、渗下之法，故以少商、阴陵泉、太溪为君。

鼻为肺之窍，是呼吸出入的门户；外邪侵袭首先犯肺，肺为贮痰之器；少商具有宣肺开窍之功，以解表邪，取其右乃"左肝右肺"之意。鼻又居中央，当属脾土，脾为生痰之源，故取阴陵泉健脾畅中，以绝生痰之源。《灵枢·本输》指出"少阳属肾，肾上连肺，故将两脏"，且"肾乃水脏"；足少阴肾经之原穴太溪，取其左，重在温肾阳助气化，以渗下利湿。

病久入络。手厥阴心包经之间使，属十三鬼穴之一。金代刘完素《河间六书》有云"凡痰涎涕唾稠浊者，火热极甚，销烁致之然也"。间使既可活血利水，正合"血不利则为水"之意，又可降心火以泻胆火，此乃"实则泻其子"；配手少阳三焦经之支沟，以疏通水道，给水湿以去路。两穴左右阴阳相配，共奏活血化瘀、行水化痰之功。

根据治痰治瘀以治气为先，取足厥阴经太冲，其乃肝经之原穴，肝主疏泄，取其左乃"左肝右肺"之体现，更有利于理气、行气之功。

操作：少商略斜刺 1 分左右，一般不使用手法，刺入后即留针；若热象较重，可用泻血法。阴陵泉直刺 1.5～2 寸，平补平泻。太溪直刺 5 分，针用补法。间使直刺 5 分左右，可向支沟方向深刺，用泻法。支沟直刺 8 分左右，针用泻法。太冲直刺 5 分，用泻法。以上穴位均留针 30 分钟左右。

加减：咳嗽较重者，加中府，向外斜刺 5 分左右；肺俞，向脊椎方向斜刺 5 分左右，用平补平泻法。咽喉痰涎较多者，加翳风，直刺 5～8 分，用泻法。发热较重者，少商点刺出血。不闻香臭，嗅觉失常者，加囟门，斜刺 3 分左右，用平补平泻法；天柱，直刺 3～5 分，注意针尖方向，用泻法。病程较长或年龄较小者，可以施用温针灸 5～10 分钟。鼻塞重时，加迎香，刺向鼻根部 2～5 分，用泻法。头额重痛者，加印堂，向下斜刺 5 分左右，用泻法。以上穴位留针均 30 分钟。

验案：某女，56 岁，2017 年 10 月 19 日初诊。自诉有 10 余年慢性鼻窦炎病史，每至秋冬季及天气变化症状尤甚，此次缘于着凉感冒后诱发，流鼻涕，自觉鼻涕往鼻咽部倒流，鼻咽部有痰，可咳出，色白，量中，尤其夜间因咽喉部极其不适而需要不断排痰，否则难以入睡，平素胃脘部胀闷不适，口干欲饮，纳可，大便调。舌暗红、边有齿痕，苔白腻，脉滑。西医诊断：上气道咳嗽综合征；中医诊断：鼻渊（辨证：痰湿阻窍证）。

选祛湿化痰方治疗，2 日 1 次，留针 30 分钟。针刺 1 个月后，诸症悉除。

按语：《素问·气厥论》说："胆移热于脑，则辛频鼻渊。鼻渊者，浊

涕下不止也。"本例患者以流鼻涕，自觉鼻涕往鼻咽部倒流，鼻咽部有痰为主症，故属"鼻渊"范畴。患者为中老年女性，长期劳作，劳伤脾气，脾失健运，聚湿成痰，加之素体本虚，易受外邪侵袭，邪从口鼻而入，又肺开窍于鼻，肺为贮痰之器，肺宣发肃降失常，久之痰浊阻塞于鼻咽部；久病及肾，加之肾为水脏，失去肾的气化功能，水湿易停聚成痰。故治疗从肺、脾、肾三脏入手，治宜宣上、畅中、渗下，且久病必瘀，又配以活血祛瘀兼行气化痰之法。

六、泻火利咽方治疗 EB 病毒感染案

组成：鱼际、少商、行间、间使、足三里、血海。

功效：清热泻火，凉血利咽。

方义：本方自《针灸集成》泻心方加减化裁而来，对于上呼吸道感染和急慢性咽喉炎（咽喉肿痛、吞咽困难，发热伴全身斑疹者）有效。

方中鱼际、少商为君，喉为肺之门户，肺经荥穴鱼际属火，以泻火利咽；肺为水之上源，肺经井穴少商属木，木性伸展，取之宣畅上焦，利湿降浊。间使、行间为臣，属同名经相配，其中间使乃厥阴心包经经穴属金，通络以止痛，《素问·至真要大论》言："诸痛痒疮，皆属于心"；行间为厥阴肝经荥穴属火，泻火以凉血。佐以足三里、血海，表里相配，以调整中焦气机，调动后天之本，其中足三里乃胃经下合穴属土，培土生金，可通利咽喉，因咽为胃之关，《重楼玉钥·喉科总论》言："咽者，咽也，主通利水谷，为胃之系"；血海属脾经，取之寓以李中梓《医宗必读·痹》所言"治风先治血，血行风自灭"之意。

操作：以苍龟探穴手法针刺鱼际，不留针。后依次针少商、间使、行间、足三里、血海，得气后留针 1 小时。

加减：痰湿重者，加阴陵泉；阴虚明显者，加太溪；瘀血甚者，加太冲。

验案：陈某，男，56 岁，2020 年 8 月 29 日初诊。以"咽喉肿痛伴发热 1 周"为主诉。刻下：体温 37.8℃，咽喉肿痛、吞咽困难，咽部有痰，伴全身皮肤红斑、瘙痒及灼热感、夜间较甚，口干口苦，神疲乏力，耳鸣，耳中有堵塞感，纳呆，寐差，大便秘结，舌尖红、苔薄黄腻，脉细数。颈、腹股沟淋巴结肿大。既往曾因"全身淋巴结肿大"住院治疗，诊断为 EB 病毒感

染，西药予以抗生素、抗病毒治疗未效。中医诊断为热毒阻络型喉痹。

选用泻火利咽方治之，隔日 1 次，留针 1 小时。当日针后，患者即诉咽喉肿痛明显缓解，可吞咽，配合 1 日 1 剂三石汤合升降散内服。2 日后，体温正常，余症均减，精神增进。咽喉肿痛消失后，取泻火利咽方去鱼际、少商、行间，加阴陵泉、太溪、太冲等，7 次为 1 个疗程，每疗程休息 2 日。坚持治疗 3 个月后，诸症悉除，复查 EB 病毒呈阴性。

按语：本病以咽喉肿痛、发热、皮肤红斑为主症。泻火利咽方诊治思路明确，依据有三：一是《素问·至真要大论》所载"诸痛痒疮，皆属于心"，概括了其发病机制；二是咽乃胃之关、喉乃肺之门，根据全息理论选穴；三是参"治风先治血，血行风自灭"，选穴配方。全方理、法、方、穴、术一脉相承，故疗效明显。

七、清热化痰方治疗咽干案

组成：太冲、足临泣、阴陵泉、支沟、间使。

功效：理气、清热、化痰。

方义：本处方针对痰热胶结为患，遵治痰必理其气、治火必散其气之思路制方选穴。因津聚而为痰，气壅而化热，故化痰必顺气，清热不忘理气，气行则热散、痰消。

方中太冲乃肝经之原穴，肝主疏泄，取"左肝右肺""左气右血"之意，更有利于理气、行气之功；足临泣乃胆经之输穴，属木，有开堤决塞之效；又少阳为枢，肝胆为表里之枢纽，主表里内外之开合，故两穴合用共为君，属表里、阴阳、左右相配，共奏开泄表里以清热、疏肝理气以化痰之效。"脾为生痰之源"，取足太阴脾经之合穴阴陵泉，属水，具有健脾利水之效，取其左，重在健脾阳之意；与支沟共为臣，此乃手少阳三焦经之穴，三焦为气道、亦为水道，具有行气利水、化痰开结之功。佐使之穴间使乃十三鬼穴之一，属手厥阴心包经，既可清心降火以除烦，又可活血化瘀以利水，因"血不利则为水"，正合"久病入络"之意。全方 5 穴切中病机、主旨明确，君臣佐使、上下左右配伍得当。

操作：左太冲直刺 5 分，用泻法。右足临泣直刺 5 分，用泻法。左阴陵泉直刺 8 分左右，用补法。右支沟直刺 8 分左右，用泻法。左间使直刺 5 分左右，可向支沟方向深刺，用泻法。以上穴位均留针 30 分钟左右。

加减：咽喉肿痛者，加天容，直刺 5 分左右，用泻法。咽喉痰涎较多者，可加翳风，直刺 5 ~ 8 分，用泻法。热象较重者，可点刺少商、商阳出血。

验案：黄某，女，56 岁，2016 年 11 月 11 日初诊。自诉平素咽干，喉中有痰难咳出，口干不思饮，近日出现胃脘闷痛不适，腹胀，晨起刷牙时多易恶心呕吐，平素畏寒肢冷，神疲乏力，纳食一般，寐差，入睡困难，易醒，大、小便正常，舌红苔腻、边有齿痕，脉滑。西医诊断：慢性咽炎；中医诊断：喉痹（辨证：脾虚湿盛，痰热交阻）。

选清热化痰方针刺治之。隔日 1 次，每次留针 30 分钟。连续针刺 10 次后，患者咽干及胃脘闷痛不适感逐渐缓解。现偶有咽干，胃脘稍不适，纳寐可，舌脉同上。

按语：咽为胃之关，喉为肺之门，"脾为生痰之源，肺为贮痰之器"，痰热聚集，阻滞咽喉，热灼津液，痰滞血瘀，故见咽干、咳痰不爽；津液未伤则不思饮；水湿不运，聚而生痰，壅遏中焦，气机升降失常，不通则痛，故胃脘闷痛不适，恶心欲吐；脾主四肢，脾阳不足，四肢失于温煦，故见畏寒肢冷，神疲乏力；痰热内扰心神，心神不安，故寐欠佳；舌红苔腻，脉滑，均是痰热内蕴之征象。综合脉症，以痰热阻滞为病机关键，故采用理气、清热、化痰之治疗大法而获效。

八、化湿方治疗湿浊案

组成：阴陵泉、三阴交、支沟、少商、太溪、束骨。

功效：健脾化湿。

方义：《素问·至真要大论》云："诸湿肿满，皆属于脾。"中医认为，脾主运化水湿，水湿为病与脾关系最为密切。但根据藏象学说，肺为水之上源，肾为水脏，可见人体的水液代谢与肺、脾、肾均有关系。本方健脾化湿为主，配合宣肺温肾，以宣上、和中、渗下之法，分别从三焦分消走泄以化湿。

方中阴陵泉乃脾经合穴，五行属水，具有健脾化湿的作用；与本经之三阴交相配共为君，三阴交为肝、脾、肾三经交汇处，统治脾、肝、肾三经所主之病。《金针王乐亭》云："三阴交滋阴、健脾、助阳，为治血之要穴。"中医有"血不利则为水"之说，故血行则水行。两君穴共奏强脾活血以畅中化湿之功。支沟乃手少阳三焦经之穴，三焦为气道、亦为水道，具有行气利水、化痰开结之功，疏通水道给水湿以出路，助君穴化湿祛邪，故为臣穴。少商、太溪、束骨为佐使之职，以助君臣宣上渗下之能，有利于水湿之化。"肺为水之上源"，属木之少商应肺，主舒展，以达提壶揭盖之功；"肾乃水脏"，原穴太溪应肾，具有补益肾元以助气化之职；太阳主开，束骨为足太阳膀胱经之输穴、属木，主疏泄，借助阳气的开泄，加之"太阴湿土，得阳始运"，更有利于水湿的排泄。全方君臣佐使协同配合，使水湿分消得泄。

操作： 阴陵泉直刺8分左右，用补法。三阴交，于穴位天、人、地三部不同层次行针，采用补法，留针宜深。支沟直刺8分左右，针用泻法。少商略斜刺1分左右，一般不使用手法，刺入后即留针；若热象较重，可用泻血法。太溪直刺5分，针用补法。束骨直刺3~5分，用泻法。以上穴位均留针30分钟左右。

加减： 痰多者，加丰隆直刺，并在腓骨上轻轻敲击数下，然后略提针后留针，用泻法；热重者，加行间直刺3~5分，用泻法。

验案： 吴某，女，40岁，2017年2月24日初诊。以面部、头发油腻、腰背酸胀、易脱发多年为主症。伴纳欠香、大便溏、易神疲困重，月经多推迟1周左右。近期全身体检未发现器质性病变。舌淡红、边有齿痕、苔厚腻，脉弦滑。西医诊断：脂溢性脱发；中医诊断：油风（辨证：痰浊阻滞）。

选化湿方治之，隔日1次，每次留针30分钟。并要求患者清淡饮食，忌食辛辣油腻食物，多食富含维生素的食物；保持心情舒畅，睡眠充足，平素适当加强体育锻炼，如散步、练瑜伽等以增强体质。连续针刺10次后，面部、头发油腻、腰背酸痛改善，纳食和精神增进，大便较成形，舌脉同前。续用前方针刺治疗，嘱患者坚持治疗1个月。

按语： 纵观本案，患者乃痰湿之体，久湿伤脾，脾虚健运失职，使水湿滞留体内，聚湿为痰，痰浊阻滞气血运行，浊瘀互结为病。肺主皮毛，腰为肾之府、发为肾之余，故头面油腻、腰背酸胀、毛发失养而脱落。舌淡红、边有齿痕，苔厚腻，脉弦滑，乃脾虚湿盛之象。故诸穴配合，以宣上、和中、渗下，治之而愈。

九、固表敛汗方治疗多汗案

组成：合谷、复溜、间使、足三里。

功效：调和营卫，固表敛汗。

方义：本方是在明代医家高武《针灸聚英》"复合多汗方"的基础上化裁而来。《针灸聚英》云："多汗合谷补之先，次泻复溜汗即干。"临床用于自汗、盗汗等有效。

方中合谷为手阳明大肠经原穴（阳明经多气多血，肺与大肠又互为表里，肺主皮毛），具有益气血而实卫表，固表止汗的作用；复溜为足少阴肾经经穴，五行属金，刺之既可抑阴而扶阳，又可主卫外而固表；二穴共为君，以实腠理而止汗源。足三里配间使合而为臣。足三里乃足阳明胃经合穴，补之既能滋汗源，养心血，又与合谷上下相配以加强益气血、实营卫之功；间使为手厥阴心包经之经穴，属五行之金。张志聪谓："心主血而包络主脉，君相之相合也……间使者，君相间行之使道。"治与心相关之气、血及与脉之病，补之既可益上焦心肺之气，又可养血和血，正合"汗血同源"之理。诸穴相配，共奏补气实卫、固表止汗之功。

操作：合谷（左侧）直刺8分左右，用补法；复溜（右侧）直刺5分左右，用泻法；足三里（左侧）直刺8分~1.2寸，用补法；间使（右侧）直刺8分~1.2寸，用补法。以上穴位均留针30分钟左右。

加减：畏寒明显者，加阳三针（大椎、双风池）温阳护卫；潮热、盗汗明显者，加太溪滋肾养阴。

验案：邹某，女，48岁，2017年8月5日初诊。以自汗月余，伴盗汗半个月为主诉。自汗明显，动则为甚，日更换三四套衣服；夜寐盗汗，常因汗出湿身而醒，醒后较难复睡，梦多，汗出后神疲乏力，平素畏寒恶风，纳可，大便质稀，舌质淡、边有齿痕，苔稍腻，脉沉滑无力。西医诊断：多汗症；中医诊断：汗证（辨证：卫阳不固，营阴外泄）。

选固表敛汗方针刺治之，3日1次，每次留针30分钟。2次后，患者盗汗已愈，寐尚安，白天汗出减少；第3次针后，自汗、盗汗基本已愈；嘱患者继续坚持治疗以巩固疗效。1个月后随访，自汗、盗汗未作。

按语：患者禀赋不足，素体阳虚，故平时畏寒恶风，或因饮食起居不慎更损耗阳气，气虚失摄，故自汗；寐时卫气入里，表更失固，津液乘虚外

泄，故夜间盗汗；中医认为"汗为心之液"，汗出过多，耗伤心血，心神失养，则寐欠安；中气亏虚，脾不运化，则大便稀薄；气虚脏腑功能减退，故精神不振、乏力；舌质淡、边有齿痕，舌苔腻，脉沉滑无力，均为卫阳不固之征象。全方四穴正中病机，益卫固表，心脾同调，标本兼顾，使阴阳调和而汗立止，正所谓"阴平阳秘，精神乃治。"

十、安眠方治疗失眠案

组成：神门、大陵、太溪、行间。

功效：安神定志，交通心肾。

方义：本处方在《针灸处方新解》程氏安神方的基础上化裁而来。失眠属中医"不寐"范畴，多属本虚标实、虚实夹杂之证。责之于心，因心主神志，外邪入侵、五脏功能失调或久病体虚，导致心神被扰或心神失养，均可引起不寐。

"补神门，泻大陵、平补平泻内关"为程氏安神方，去内关，加太溪与行间而成本方。方中神门乃心经输穴、原穴，为君，具有养心安神的作用；辅之臣穴太溪属肾经的输穴、原穴，滋肾水、养心阴以安心神；大陵、行间为佐使，属上下同名经相配，泻火护阴以安神，前者为手厥阴心包经之输穴、原穴，后者乃足厥阴肝经之荥穴、属火。诸穴君臣佐使互为协调，补虚泻实，标本兼顾。

操作：先直刺行间 3～5 分，用提插泻法；大陵直刺 1～2 分，用捻转泻法；神门直刺 1～2 分，用提插补法；太溪直刺 3～5 分，用提插补法。针刺时总体手法无论补泻，手法宜轻。以上穴位均留针 30 分钟左右，若患者针后在治疗床上睡着，确认安全后可延长留针时间至自然醒来。

加减：伴耳鸣者，加听宫以阴刺法刺之，与中渚、足临泣远近相配，可达聪耳明目、决堤开塞之功。

验案：黄某，男，43 岁，2016 年 12 月 30 日初诊。自诉入睡困难且多梦，心烦，凌晨 1—2 点易醒，醒后整夜无法再入睡，视物模糊，神疲，纳可，二便调，口苦尤甚。舌红衬紫、有裂纹、苔薄，脉弦细。曾在某三甲综合性医院诊断为失眠、黄斑水肿，经服西药症状未见缓解，故寻求中医治疗。经服疏肝清热之剂化裁调理 1 个月，患者自诉复查黄斑水肿亦消失，症状明显改善，口苦未作，寐增进，醒后能再入睡。现仍视物模糊，近日左耳耳鸣。舌红、苔薄，脉细。西医诊断：失眠；中医诊断：不寐（辨证：虚阳上浮）。

选安眠方加听宫、中渚、足临泣、攒竹针刺治之。1日1次，每次留针30分钟。1周后，患者睡眠质量明显提升，偶有入睡困难，多与情绪相关，视物模糊改善，耳鸣较前减轻，舌脉同上。继续治疗以稳固疗效。

按语：患者平素心情急躁，肝气郁结，郁而化火，邪火扰神，神不安而不寐，故患者不寐多与情绪相关。疾病迁延日久，灼伤阴精，肾阴损耗，阴衰于下，不能上奉于心，水火不济，心火独亢，火盛神动，心肾失交而神志不宁，因实致虚，虚实夹杂。安眠方正切中病机要害而获效。

十一、益肾通窍方治疗耳鸣案

组成：太溪、听宫、中渚、侠溪、足三里、少商。

功效：疏肝益肾，通络开窍。

方义：本处方在明代杨继洲《针灸大成》治耳鸣方的基础上化裁而来。本方共6穴，乃"天一生水，地六成之"之意，适用于肾虚为本之耳鸣。肾开窍于耳。《诸病源候论》云："肾气不足，则厥，腰背冷，胸内痛，耳鸣苦聋，是为肾气之虚也。"又《灵枢·海论》曰："髓海不足则脑转耳鸣。"肾主精生髓，上通于脑。肾精亏虚，不能充养髓海，则发耳鸣。可见，耳窍功能正常需要肾精的濡养，肾气不足可导致耳鸣的发生。

方中太溪、听宫为君，集远近、上下、阴阳相配于一体，有益肾开窍之功。《灵枢·脉度》云："肾气通于耳，肾和则耳能闻五音矣。"太溪为肾经之原穴，可调动肾之元气，补益肾精，以濡养耳窍。《针灸甲乙经》曰："恢恢嘈嘈若蝉鸣、鸡鸪鸣，听宫主之。"听宫为手太阳小肠经、手少阳三焦经、足少阳胆经的交汇穴，乃耳脉之会，取之既是近治作用，又可疏导手足少阳经脉，达到宣通耳窍之目的。中渚、侠溪为臣，上下同名经相配，可调畅少阳经气以疏肝行气。肝藏血，主疏泄，肝与胆相表里，故肝脉亦络于耳；肾藏精，精血同源，因此耳窍的正常功能与肝血的荣养、肝气的条达密切相关。其中，中渚为输穴属木，侠溪为荥穴属水，旨在滋水生木。脾为后天之本、气血生化之源，升清阳之气；耳为清窍，得清阳之气滋养方能维持正常功能。《脾胃论》曰："《阴阳应象大论》云：谷气通于脾。六经为川，肠胃为海，九窍为水注之气。九窍者，五脏主之。五脏皆得胃气，乃能通利。"故佐以足三里。足三里为足阳明胃经之合穴，属土，辅佐君穴，补后天以养先天。"肺经之结穴在耳中，名曰龙葱，专主乎听"，故取肺经之井穴少商，属木，疏木以开窍，补肺以滋肾。诸穴协同，功效专一，行疏肝益肾、通络开窍之功。

操作：太溪，直刺5~8分，用补法；听宫，张口取穴，针前先按揉此穴片刻，先针健侧，不留针，后针患侧，留针30分钟，直刺5~8分，用平补平泻法；中渚，直刺3~5分，用泻法；侠溪，直刺5~8分，用平补平泻法；足三里，直刺1~1.5寸，用补法；少商，取0.5寸针点刺留针即可。以上穴位均留针30分钟左右。

加减：若兼热象，加行间，直刺5~8分，用泻法，以疏肝泻热。若兼瘀血阻络，加合谷、三阴交，先针合谷直刺5分~1寸，针时手呈半握拳状，用补法，后针三阴交直刺1~1.5寸，用泻法，以活血化瘀。若痰湿阻滞，加阴陵泉、丰隆，其中阴陵泉针时先向胫骨内侧髁方向直刺1~1.5寸，并沿骨面行擦骨膜手法，同时行平补平泻法，丰隆直刺1~1.5寸，用泻法，以健脾胃，祛痰湿。若虚象明显，加百会，针尖向前，平刺5~8分，用补法或温和灸10~20分钟，以升补阳气。以上穴位均留针30分钟左右。

验案：林某，男，53岁，2016年1月16日初诊。自述被耳鸣困扰多年，曾全面检查未发现器质性病变。近期因情绪抑郁不畅而明显加重，以左耳耳鸣为甚、如蝉鸣声、安静时明显，精神欠佳，寐欠安，纳可，二便调。舌暗红、苔薄，脉沉细。西医诊断：特发性耳鸣；中医诊断：耳鸣（辨证：肾气亏虚，肝失疏泄）。

选益肾通窍方加外关治之。外关乃手少阳三焦经之络穴，通奇经八脉之阳维脉；阳维固护一身之阳，且循行过耳前，故取之引阳气入耳窍以护正气。针刺治疗1日1次，每次留针30分钟，1周2~3次。针刺听宫前按揉听宫片刻，先针健侧，继而针患侧；当日留针半小时后取针时，患者反映针后自觉耳部有清爽通透之感。针刺5次后，耳鸣明显减轻，睡眠改善，精神状态增进，患者甚为喜悦。继续予益肾通窍方以巩固治疗1周，并嘱患者注意休息、调畅情志。

按语：患者年过五旬，耳鸣困扰多年，以"耳鸣如蝉，安静时明显"为主症，且伴有精神不济、寐欠佳、脉沉细等肾气不足的表现。如《诸病源候论》云："肾气不足，则厥，腰背冷，胸内痛，耳鸣苦聋，是为肾气之虚也。"肾开窍于耳，肾精充足则耳聪，耳窍功能正常运行；肾气亏虚，不能上荣于耳，耳窍失于濡养，则发耳鸣嘈嘈。患者此次因情绪不畅而导致病情加重，如《素问·六元正纪大论》所云"木郁之发……甚则耳鸣眩转"。除肝肾同源外，肝与胆相表里，若肝气不畅，疏泄失司，循胆经上扰耳窍，可发为耳鸣。

中医认为"聋为鸣之渐，鸣为聋之始"，因此耳鸣症状出现后应及时干预治疗，否则病渐深入，错过最佳治疗时机，将会延误病情。肾乃足少阴肾经之所属，其气通于耳，耳乃宗脉之所聚，宗脉虚损，血气不足，则发耳鸣，甚或耳聋。除此之外，手少阳三焦经、足少阳胆经、手太阳小肠经绕耳际，与耳窍息息相关，可见耳鸣与经脉、脏腑功能失调均有关，但以肾虚为本。

本案患者年过五旬，肾气渐亏，又因情志不畅导致肝失疏泄，循经上扰耳窍，故发耳鸣，且伴"精神不济、寐欠佳、脉沉细"等肾气亏虚之征，其中以"肾气亏虚"为本，以"肝失疏泄"为标。因此处以益肾通窍方治之，行疏肝益肾、通络开窍之功，切中病机，标本兼治。

因患者久病入深，故先针健侧以调动正气，此乃《灵枢·官针》所载"左取右，右取左"之巨刺法；根据《难经·七十一难》"刺荣无伤卫，刺卫无伤荣"之理论，先按揉听宫后刺之，乃使针直达深入营分。

十二、升阳补益方治疗眼睑下垂案

组成：百会、太溪、合谷、足三里、太冲。

功效：升阳举陷，补脾益肾。

方义：本处方在《针灸大成》百会方合补肾方的基础上化裁而来。方中督脉之百会为君，督脉总督一身之阳，"百会者，三阳五会也"，百脉之会，百病所主，如杨上善曰"是肾所生，其气上输脑盖百会之穴"，可升人身之阳气，以升提阳气；太溪乃肾经之原穴为臣，补益肾之元气。阳明经之穴合谷、足三里为佐，阳明乃多气多血之经，合谷乃大肉之交会、手阳明经之原穴，足三里乃足阳明经合穴，上下同名经相配，针之调动阳明经元气以补脾胃、益气血。太冲为使，乃肝经之原穴，且肝开窍于目也。诸穴相配，共奏升阳气，补脾肾、益气血以养肝目之效。

操作：患者取坐位或仰卧位，针刺部位常规消毒。针刺顺序依次为百会、太溪、合谷、足三里、太冲。百会斜刺或平刺 3~5 分，用补法；太溪直刺 3~5 分，用补法；合谷直刺 5~8 分，用平补平泻法；足三里直刺 8 分~1.2 寸，用补法；太冲直刺 3~5 分，用泻法。

加减：阴虚血瘀者，加三阴交以滋阴活血；肺热津伤者，加尺泽以祛热生津；湿热浸淫者，加内庭以清利湿热。

验案：陈某，女，62 岁，2015 年 3 月 24 日初诊。眼睑下垂近 2 年，曾就诊于某三甲眼科医院，查新斯的明试验阳性，诊断为眼型重症肌无力，医院予口服溴吡斯的明、注射肉毒素等治疗后症状初时缓解，但病情反复发作，甚至愈发严重。刻下：双眼微闭，无力抬起，以右侧为甚，睁眼困难，需用手指撑开，日常生活行动不便，晨轻暮重，休息后缓解，面色萎黄，自觉神疲头晕，纳差，寐安，大便日行 1 次、质偏稀，舌暗红、边有齿痕、有裂痕，苔薄白，脉沉缓。西医诊断：眼型重症肌无力；中医诊断：睑废（辨证：脾肾不足，气虚下陷）。

选升阳补益方针刺治之。1 日 1 次，每次留针 30 分钟。2 周后患者自行走进诊室，精神明显增进，面色转润，双眼裂明显增大，右眼无须用手支撑上眼皮。后 1 周针刺 3 次，坚持治疗 3 个月而愈。

按语：眼型重症肌无力属中医"痿病"范畴，表现为肌肉痿软无力而上眼睑下垂。根据五轮学说，眼睑属脾。中医有"久病及肾"及"久病必虚"之说，故当务之急是补益脾肾两虚。因"有形之血不能速生，无形之气所当急固"，通常以补气升阳为先。

十三、治痿方治疗重症肌无力案

组成：二间或内庭、三间或陷谷、太溪、神门、百会。

功效：补脾气，壮肌肉。

方义：本处方在《医学纲目》所载楼全善痿厥方的基础上化裁而来，针对肌肉萎软无力有效。

重症肌无力属中医"痿病"范畴。中医认为，脾主肌肉，为后天之本、气血生化之源，主升清。如脾胃气虚，则气血生化之源不足，不能濡养肌肉筋脉；脾虚气陷则升清无力。故脾胃气血亏虚是导致重症肌无力发生的根本原因和始动因素，临床补脾胃、益气血乃当务之急。

《素问·痿论》云："治痿者独取阳明……各补其荥而通其俞，调其虚实，和其逆顺，筋脉骨肉。各以其时受月，则病已矣。"故取手足阳明经的荥、输穴为君，荥穴二间或内庭补火生土，输穴三间或陷谷以治"体重节痛"，共达补脾土、壮肌肉之功。太溪、神门为臣，上下相配，心神相交。太溪乃足少阴肾经原穴、输穴，属土，具有补肾益土之功；神门乃手少阴心经原穴、输穴，属土，一是因心主神志，具有调神安神以治神的作用，二是根据"虚则补其母"以补火生土。佐使之穴为督脉之百会，督脉总督一身之阳，百会乃百脉之会也，以升举阳气，寓"阳气者，精则养神，柔则养筋"之旨。全方君臣佐使密切配合，共奏补脾气、壮肌肉之旨。

操作：选治痿方针刺治之，1周2次，每次留针30分钟。二间或三间取1寸毫针，直刺2~3分；内庭取1寸毫针，直刺或斜刺5~8分；陷谷取1寸毫针，直刺或斜刺3~5分；神门取1寸毫针，直刺2分，均用东垣针法之导气法，徐入徐出且深刺留针。太溪取1.5寸毫针，直刺5分左右，用补法；百会取1寸毫针，先斜刺后平刺，顺经而刺，进针5~8分，然后在头骨骨膜上轻轻摩擦数次，用补法。

加减：脾虚纳呆、胸脘满闷、痰多者，加足三里、支沟、丰隆，以理气化痰；面部肌肉及眼睑下垂者，加合谷、阳白、瞳子髎、四白；吞咽困难者，加廉泉等。

验案：陈某，女，30岁，2016年11月15日初诊。视其个头不高，形体消瘦，面色萎黄。自诉患重症肌无力5年余，以眼睑、面部肌肉、舌及吞咽功能等方面表现为主症，表现为眼睑下垂、眼球转动不灵活，表情淡漠，讲话大舌头、构音困难，常伴鼻音，咀嚼无力、饮水呛咳、吞咽困难，甚则重影复视，以晨起为甚。曾辗转省内外多家医院，新斯的明试验阳性，一直在服用泼尼松、溴吡斯的明等药物的基础上，接受针灸等治疗，但症状仍未见改善，感冒时加重，今前来求治。刻下：伴口干舌燥，不思饮，口苦，晨起为甚，纳可，寐欠佳，二便调，平素月经经量少，易痛经，脾气易急躁。伸舌无力，舌淡、花剥苔色薄白、边有齿痕，脉细。西医诊断：重症肌无力；中医诊断：痿病（辨证：脾胃亏虚，精微不输，肌肉失养）。

选治痿方加合谷、阳白、瞳子髎、四白、廉泉针刺治之。1周3次，每次留针30分钟。1个多月后，观其气色转好，眼睑下垂、眼球转动不灵活，表情淡漠，讲话大舌头、构音困难，常伴鼻音，咀嚼无力、饮水呛咳、吞咽困难等症状明显控制，即使感冒未见加重趋势，舌红、苔薄白，脉细滑。泼尼松已停服，溴吡斯的明减至每日 20mg。继续按上方加足三里针刺，以增强健脾补气、益气养血之功，1 周 1～2 次，以巩固疗效。坚持治疗半年，西药已停，症状明显改善。

按语：该患者病程长，久病必虚，且以眼、舌、咽喉上部症状为主，从中医来看，除与脾主肌肉有关外，根据"阳在上，阴在下""清阳出上窍，浊阴出下窍"，还有阳不升清的问题，所以以晨起为甚。值得一提的是，本案在针刺手法上采用东垣针法之导气法结合合谷刺，以调动人体的谷气，调补脾胃后天之本，充养于四肢肌肉，使全身气机紧守其处。同时，从中医整体观念看，治疗之初首当控制病情的发展，然后提高体质保持稳定至关重要，所以治疗是需要一个过程的，这就是所谓守得住，正如中医有"治内伤如相"之说。

十四、补元方针刺治疗痿躄案

组成：太渊、太溪、合谷、太冲、尺泽、气海。

功效：补元气，益肺脾。

方义：医经云："五脏有疾，当取之十二原。"原气又称元气。"原"，《说文解字》释之为"水泉本也"，《释名·释地》解之为"元也，如元气广大也"。故"原"有"本源""原气"之义。经脉之原穴，以五脏为主，是五脏原气直接输注的部位。《素问·痿论》云："肺热叶焦，则皮毛虚弱急薄，著则生痿躄也。"阐述了痿躄的病机为肺热气津两伤。津不能濡养经脉，气不能温煦肌肉，故肌肉骨骼痿软无力。后世医家认为，痿躄多与肺脾肝肾关系密切，故治疗以益气补津、脏病取原为指导原则。

补元方中取太渊为君穴。《穴名选释》记载："太，谓大之甚；渊，回水也，深也。太渊意指回水甚深之处。"又，王冰曰："气口者脉之大要会也，百脉尽朝，故以决死生。穴当此位，故以为名。"太渊为手太阴肺经之原穴，又为脉之所会，十二经之始，可补益肺气，充实宗气，布散津液，使上焦如雾，输送全身，是为主穴。"太，大也。溪，溪流也。"太溪名意指肾经水液在此形成较大的溪水。太溪为足少阴原穴，可补益肾之元气。肾为生气之根，肺为生气之主，太渊与太溪相配，共同补益先后天之气，气行则津行，从而润泽全身皮肉脉筋骨。合谷出自《灵枢·本输》："合谷，在大指歧骨之间，为原。"作为手阳明大肠经之原穴，阳明经多气多血，为人之气血生化之源，针刺之可起到补益后天之本，以益先天之本的作用，且大肠与肺相表里，肺主一身之气，朝向百脉，故合谷能疏表泄热、理肺通腑，又主调气，使气行则血行。如《铜人腧穴针灸图经》载合谷治"目视不明……痿痹……"太冲出自《灵枢·九针十二原》（"阴中之少阳，肝也，其原出于太冲，太冲二"），属足厥阴肝经之原穴，一补益肝之原气，二则肝肾同源，可养阴柔筋，促进气机条达疏泄。其中，太渊、太溪、太冲又各为本经输穴，五行属土，意在培土生金，而养肺生津。气海乃肓之原穴，属任脉，可培补元气，益肾固精，通调小周天。故大小周天通畅，则阴阳交接顺利，气血调和，肌肉强健。并且气海为肾精所化之处、元气所聚之地，能强脏腑之气，有补火生土之力，以资主穴生长元气。尺泽乃肺经合穴，属水，肺朝百脉，可养肺益气生津，调整全身气机。正如杨上善曰："泽，谓陂泽，水钟处也。尺，谓从此向□有尺也。一尺之中，脉注此处，流动而下，与水义同，故名尺泽。"

操作：太渊向上斜刺 3~5 分，用补法；太溪直刺 3~5 分，用补法；合谷直刺 5~8 分，用补法；太冲直刺 5 分左右，用泻法；尺泽直刺 8 分左右，用补法；气海直刺 5 分左右，用补法。

加减：如后天之本不足者，加三阴交，因三阴交是肝脾肾 3 条阴经交汇之穴，可培土生金，肺金旺则肾水足，津液之生源源不绝。

验案：陈某，男，9 岁，2016 年 9 月 24 日初诊。家属诉其患儿从 3 岁开始，被发现双下肢瘫软不能行走，但智力没问题，曾到多个城市大医院求治，均疗效不明显。今为求诊治，遂就诊于我院门诊。刻下：双下肢瘫软，无法行走，纳寐可，二便调。舌红体胖苔薄白，脉沉细。西医诊断：进行性肌营养不良；中医诊断：痿躄（辨证：元气不足）。

选补元方针刺治之，1 日 1 次，每次留针 1 小时。1 个月后，患儿双下肢瘫软改善，可自行扶墙迈步，精神状态较佳。并嘱患儿家属坚持治疗，配合康复训练，提高自理能力。

按语：痿躄与内伤情志、饮食劳倦、先天不足、跌打损伤等因素有关。上述因素皆可致五脏受损，津液不足，气血亏耗，肌肉筋脉失养而发为本

病。对于病机，一是肺热叶焦，津液输布失宜，久则五脏失于濡润；二为脾胃虚弱，运化失权，气血津液运行不畅，肌肉经络等失养；三者，肾为先天之本，又为水脏，肾水不足，则全身津液输布排泄失常，致肌肉软弱无力。本方切中病机，妙在以原穴为主，所谓原穴乃脏腑元气储存、留止之处。方中包含肺之原穴太渊、肾之原穴太溪、肝之原穴太冲、大肠之原穴合谷，正契合"培土生金""金水相生""肝肾同源"之理。

十五、行气通窍方治疗老年性癃闭案

组成：气海、三阴交、阴陵泉、大敦、列缺。

功效：温阳益气，行气利尿。

方义：本方自明代针灸家杨继洲《针灸大成》所载气闭方加减化裁而来。如《针灸大成》卷九《治症总要》曰："小便不通，阴陵泉、气海、三阴交。问曰：此症缘何得之？答曰：皆因膀胱邪气，热气不散。或劳役过度，怒气伤胞，则气闭入窍中，或妇人转胞，皆有此症。"本方主要治疗肾气虚弱，膀胱气化功能不足之癃闭，多因久病损伤肾阳，或年老体衰，肾阳不足，或纵欲伤肾，致使肾气不化，排尿无力所致。治在补益肾气，温煦下焦，通调水道，增强膀胱气化功能。

方中以任脉之气海为君，任主胞胎，以补下焦之原气，与膀胱气化息息相关，直达阴器，若肾气亏损严重者，可灸之。如《经脉图考》云："此气海也，凡脏气惫，一切真气不足，久疾不瘥者，悉皆灸之。"肾为水脏司二阴，脾主运化，肝主疏泄又肝经绕阴器，三经均抵少腹，以足三阴之交会穴三阴交为臣，以疏通三经经气，调理下焦之膀胱气机。《针灸大成》云："三阴交……主脾胃虚弱，心腹胀满……小便不利，阴茎痛……如经脉塞闭不通，泻之立通。经脉虚耗不行者补之，经脉益盛则通。"阴陵泉、大敦、列缺为佐。其中，阴陵泉乃脾经合穴，属水，既可健脾阳以化水湿，又可通利三焦以开通水道。《百症赋》论阴陵泉能开通水道。又《杂病穴法歌》曰："心胸痞满阴陵泉……小便不通阴陵泉。"大敦为肝经之井穴，属木，具有疏泄开窍通经之功；列缺为肺经络穴，又通任脉，而任脉起于胞中，故可产生"开外窍，通内窍"的功能，体现了中医"提壶揭盖"下病治上的效果。五穴相配，共奏补肾气、理三焦、通尿闭之效。

操作：气海先以拇指揉按，后以呼吸补泻之补法行针，不可针刺过深，以免损伤膀胱；三阴交，采用补法，于穴位天、人、地三部不同层次行针，留针宜深；阴陵泉采用补法，宜深刺；大敦、列缺浅刺，平补平泻。

加减： 如腰膝酸痛者，加腰阳关，刺入骨缝 5 分左右，用补法。如四末不温者，加命门，刺入骨缝 2 分左右；或用温和灸 15 分钟左右。如小便排出无力，尿意频频者，加中极，直刺 3~5 分，用泻法；膀胱俞，直刺 5 分左右，用补法；或用温和灸 15 分钟左右，以调节膀胱之经气。如长久排尿不畅，引起膀胱湿热者，加阴谷，直刺 5 分左右，用平补平泻法；大陵，直刺 2 分左右，一般不使用手法。以上穴位均留针 30 分钟左右。注意尿闭甚或膀胱过度充盈时，下腹部腧穴宜浅刺、斜刺，或弃刺用灸，忌深刺、直刺，或先行导尿后使用针刺疗法。

验案： 某男，70 岁，2017 年 8 月 30 日初诊。以尿频、尿少、排尿无力、尿等待为主症，曾在某三甲综合性医院诊断为前列腺肥大，已建议手术治疗，但因畏惧开刀，所以经介绍前来求治。胃炎多年，伴神疲乏力，纳可，寐尚安，大便调。观其舌淡红、边有齿痕，苔薄白，诊其脉沉细。西医诊断：前列腺肥大；中医诊断：癃闭（辨证：肾气亏虚，膀胱气化失司）。

选行气通窍方针刺治之，1 日 1 次，每次留针 30 分钟。并要求患者保持精神舒畅；适当进行体育锻炼，如散步、打太极等以增强体质；辅助按摩腰部和顺时针揉按小腹。3 天后，排尿无力改善，小便较前通畅，舌脉同前。续用前方针刺治疗，嘱患者坚持治疗 3 周。

按语： 癃闭之名首见于《黄帝内经》。"癃"者，指小便不利，点滴而短少，病势较缓者；"闭"者，指小便闭塞，点滴全无，病势较急者。因癃与闭都是指排尿困难，只是程度上的不同，故常合称"癃闭"。本例患者以尿频、尿少、排尿无力、尿等待为主症，故属"癃闭"范畴。患者体质虚衰，久病及肾，肾气虚惫，命门火衰，肾阳不足，不能鼓舞膀胱气化，加之患胃炎，脾气虚弱，中气不足，膀胱传送无力，致使肾气不化，排尿无力。治疗主要在于补益肾气，温煦下焦，通调水道，增强膀胱气化功能。如《素问·灵兰秘典论》曰："膀胱者，州都之官，津液藏焉，气化则能出矣。"故以行气通窍方温阳益气、行气利尿。方中气海为君，三阴交为臣，佐使阴陵泉、大敦、列缺，以鼓舞膀胱气化而达启闭通尿之功，君臣佐使环环相扣，故力专效宏。

十六、补肝柔筋方治疗握拳不能案

组成： 太冲、养老、昆仑、太溪。

功效： 培补肝肾，舒筋止痛。

方义：《素问·阴阳应象大论》曰："肝……在体为筋……在声为呼，在变动为握，在窍为目。"据此，握拳不能与肝有关。故补肝柔筋方以足厥阴肝经之原穴太冲为君。如《灵枢·九针十二原》云："五脏有疾，当取之十二原。"依"左肝右肺"取其左以补益肝气、养肝柔筋。《灵枢·经脉》载有足太阳经"主筋所生病"，又太阳主开，阳气出则游走于外，正所谓"阳气者，精则养神，柔则养筋"，故取手足太阳经之养老、昆仑为臣，上下同名经相配，同气相求，温阳柔筋。足少阴肾经之太溪为佐使，取其右旨在滋水涵木，正合乙癸同源之意。诸穴合用，共奏补肝气、温阳气、滋肾水以柔筋之功。

操作： 太冲直刺5分，用补法。养老直刺5分，用补法。昆仑直刺3~5分，用泻法。太溪直刺5分，用平补平泻法。以上穴位均留针30分钟左右。

加减： 若疼痛甚，可加手太阳经之输穴后溪，行补法，输主体重节痛，既有近治作用，又为八脉交会穴通督脉，温通阳气以柔筋之痛。

验案： 陈某，女，35岁，2017年8月15日初诊。患者缘于1周前无明显诱因出现左手握拳不能，伴左手第4、5指肌肉紧张疼痛感，局部无红肿，无皮温升高，无肌肉挛缩，活动不利及疼痛感与转颈及体位改变无关，无肢体麻木，无头晕头痛，无左侧肢体乏力感，无左侧上肢放射痛，曾就诊于当地某医院，行多次针灸治疗后未见改善，今前来求治。刻下：左手第4、5掌指关节屈曲受限，伴肌肉紧张、疼痛感，精神疲乏，晨起明显，伴胃脘胀闷感，纳差，时有呃逆，伴口干口苦，大便1~2日1行、质硬、呈羊屎状，入睡困难，眠浅，多梦，舌暗淡、边有齿痕、苔薄，脉细滑。西医诊断：左掌指关节活动障碍；中医诊断：筋痹（辨证：肝气亏虚证）。

选补肝柔筋方加右中渚治之。取中渚之意在于调动健侧之正气以祛患侧之邪气，此乃巨刺之法。如《灵枢·官针》曰："巨刺者，左取右，右取左。"中渚直刺3~5分，用泻法。2日治疗1次，每次留针30分钟。

当日治疗取针后，患者即觉左手第4、5指肌肉紧张疼痛感明显减轻，可屈曲握拳；第2次治疗取补肝柔筋方去太溪，按原法刺之；第3次复诊时患者已觉握拳基本无碍，再按上法治疗，3次而愈。

按语：握拳不能，与肝有关，也与肝主藏血有关。肝藏血，可濡养肝及筋目。《素问·五脏生成》曰："肝受血而能视，足受血而能步，掌受血而能握，指受血而能摄。"肝血虚亏，不能濡养筋，故见肢体筋脉拘急疼痛，屈伸不利；肝气虚弱，升发无力，疏泄不及，气机不得调畅，影响脾胃之气的升降，脾失健运，谷食不化，胃失受纳和降，故见脘腹胀闷不适、呃逆、大便秘结等症；《素问·逆调论》有"胃不和则卧不安"之论，故见寐差；胆汁乃肝之余气所化，是参与饮食物消化和吸收的"精汁"，肝失疏泄，影响胆汁的分泌与排泄，故见食欲减退；胆气不利，气机上逆，故见口苦；肝主生升之气，肝气升发则诸脏之气生生有由，气血冲和，若肝气虚弱，升发不及，则见晨起精神疲乏。中医认为肝肾精血同源、藏泄互用，故取补益肝肾方针刺之，培补肝肾，涵养肝气，柔筋止痛。此案贵在辨证精确，用穴精要，标本兼治，故效如桴鼓。

十七、通经行气方治疗急性腰扭伤案

组成：养老、攒竹、太溪、昆仑。

功效：通经化瘀，行气活血。

方义：本处方由《丹溪心法》血滞腰痛方化裁而来。因跌仆外伤，损伤经脉气血，或因久病，气血运行不畅，或因腰部用力不当，引起经络气血阻滞不通，以致瘀血留滞腰部，不通则痛。故治疗上，一是条达经气，疏通经络；二是行气活血，祛瘀止痛。

方中以手太阳小肠经之郄穴养老为君疏通经气，缘由有四：①《灵枢·根结》云："太阳为开……故暴病者，取之太阳，视有余不足。"指出急性疾病可选用太阳经治疗。②经气深聚之处为郄穴，根据"阳郄治气，阴郄治血"，临床常用阳经郄穴治疗急性疼痛。③《灵枢·经脉》曰："膀胱足太阳之脉，起于目内眦……挟脊抵腰中，入循膂，络肾……从腰中，下挟脊……"腰部为膀胱经所过，急性腰扭伤多为膀胱经经气受伤，而手太阳小肠经与足太阳膀胱经在头面部接续，"同名经相通，同气相求"，通过养老调动手太阳小肠经的经气，以疏通足太阳膀胱经气血。④"养老"者可养老也，临床用以治老年病、抗衰老。臣以足太阳膀胱经之攒竹。《会元针灸学》云："攒竹者，诸阳之气攒聚于眉头，如新竹之茂……"攒竹乃聚阳之穴，

"阳气者，精则养神，柔则养筋"，取之以疏通膀胱经之经气，增强君穴之效。佐以足少阴之原穴太溪，乃脏腑原气留止的部位。《素问·脉要精微论》云："腰者，肾之府，转摇不能，肾将惫矣。"腰为肾中精气所溉之处，又肾与膀胱互为表里，故取太溪补肾气、益肾精以滋阴柔筋，缓急止痛。佐以足太阳膀胱经之经穴昆仑，经者，经气正盛运行经过的部位，取之以配合加强君、臣穴疏通膀胱经气。如《针灸大成》云："昆仑……主腰尻脚气……肩背拘急，咳喘满，腰脊内引痛……妇人孕难，胞衣不出。"

操作： 养老取左侧，直刺 0.5～0.8 寸，行泻法，并嘱患者活动腰部；攒竹取双侧，向下平刺 0.5 寸，平补平泻；太溪取右侧，直刺 0.5～1 寸，行补法；昆仑取左侧，直刺 0.5～0.8 寸，平补平泻。

加减： 症状严重者，加龈交挑刺；年轻体壮者，可改养老为后溪。

验案： 某女，65 岁，2016 年 7 月 23 日初诊。自诉 2 日前因弯腰提重物后突觉腰部剧痛，持续不减，活动或咳嗽时疼痛加剧。就诊于当地医院，以"急性腰扭伤"住院治疗，予滴注活血化瘀药等药物（具体不详），并配合局部针灸治疗，未见好转，今被搀扶来诊。刻下：腰部剧痛，移动缓慢，起坐困难，查其局部肌肉紧张、按之痛甚，视其舌暗、苔薄白，诊其脉弦。西医诊断：急性腰扭伤；中医诊断：腰痛病（辨证：气滞血瘀）。

选通经行气方针刺治之，留针 30 分钟后，患者自觉腰部疼痛减轻，站立行走不用搀扶，能前后活动腰部。3 次治疗后，腰部疼痛明显好转，腰部活动度尚可，在通经行气方基础上去攒竹以巩固疗效。

按语： 急性腰扭伤属中医"闪腰""岔气"范畴，多因腰部肌肉、韧带、筋膜等软组织因外力作用突然受到过度牵拉而引起，其基本病机为腰部经络不通，气血壅滞。如《金匮翼》卷六云："瘀血腰痛者，闪挫及强力举重得之。盖腰者一身之要，屈伸俯仰，无不由之。若一有损伤，则血脉凝涩，经络壅滞，令人卒痛不能转侧，其脉涩，日轻夜重者是也。"不通则痛，故以腰部疼痛为主。以通经行气方针刺，以通经化瘀，行气活血。全方君、臣、佐配合，而达疏散经气、通则不痛的目的。

十八、益气活血方治疗老年人腰腿痛案

组成： 太冲、太溪、束骨、合谷、三阴交、养老。

功效： 补肝益肾，通利气血。

方义： 本处方在血滞腰痛方的基础上化裁而来，对瘀血阻滞、气血不通引起的腰痛有效。方中以足厥阴肝经之输穴太冲为君。《血证论·脏腑病机论》云："肝属木，木气冲和条达，不致遏郁，则血脉得畅。"肝在体合筋，筋又依赖肝血的濡养。《针灸大成·脏腑井荥俞经合主治》言："体重节痛刺太冲（俞）。"太冲为输穴，属土，应脾，脾主运化，主肌肉四肢，刺其可健脾祛湿，益气通络。太冲又为足厥阴肝经原穴。《灵枢·九针十二原》云："五脏有疾，当取之十二原。"原气可温煦滋养脏腑经络，补之以激发肝脏原气。左太溪、右束骨为臣，一补一泻。太溪为肾经之原穴，刺之左可补肾之元阳，"阳气者，精则养神，柔则养筋"，又腰乃肾之府，肝肾同源，可协助肝之原穴太冲补益肝元；束骨为足太阳经之输穴属木，足太阳经"挟脊抵腰中，入循膂，络肾"，而《百症赋》曰："束骨相连于天柱"，其治疗范围沿背面足太阳膀胱经所行直达颠顶，又肾主藏精，清代张璐《张氏医通》说"精不泄，归精于肝而化清血"，即肾精化为肝血，故取其右以滋水涵木，濡养筋骨。补合谷、泻三阴交乃活血化瘀之对穴，通经活络以止痛。其中，合谷与太冲又为开四关。《针灸大成·标幽赋》曰："寒热痹痛，开四关而已之⋯⋯四关者，五脏有六腑，六脏有十二原，出于四关，太冲、合谷是也。"合谷属阳明经主气主升，太冲属厥阴经主血主降，两穴相配，则气血调和，升降协调，阴阳顺接。取右养老，为手太阳小肠经之郄穴，为气血曲折深聚之部位，可治急性痛症，配束骨为手足太阳经相配，同气相求，共奏疏肝柔筋、通利气血的功效。

操作： 太冲直刺 5 分，用补法。太溪直刺 5 分，用补法。束骨直刺 3 分，用泻法。合谷直刺 8 分～1 寸，用补法。三阴交直刺 5～8 分，用泻法。养老直刺 5 分，用补法。以上穴位均留针 30 分钟左右。

加减： 若伴腰脊冷痛、四肢冰冷者，可加关元，用补法，或针上加灸，以温阳强肾，散寒止痛。

验案： 冯某，女，72 岁，2017 年 7 月 27 日初诊。自诉腰部酸痛已有 4 个月，伴双下肢关节酸痛，于搬重物或久站时加重，喜按喜揉，无麻木和下肢放射痛，曾就诊于某三甲综合性医院，查 CT 示 L4 Ⅰ 度滑脱，L3-4、L4-5、L5-S1 椎间盘膨出，椎管狭窄。既往有高血压病史 40 余年，最高血压

达 160/80mmHg，服降压药控制（具体不详），血压保持平稳；确诊 2 型糖尿病 1 年，服降糖药控制，现血糖已控制；长期头痛病史，服用天麻钩藤颗粒后可缓解。因行多次局部针灸治疗，效果不显著，经人介绍前来求治。刻下：腰部及双下肢关节酸痛隐隐，活动后加重，伴行走不利，口干欲饮，纳可，大便成形，寐安，精神欠佳，面色苍白，舌紫苔薄，脉弦细。西医诊断：腰椎间盘膨出；中医诊断：腰痛（辨证：肝肾亏虚，气血凝滞）。

选益气活血方加攒竹针刺治之，1 日 1 次，每次留针 30 分钟。3 天后，患者即觉症状明显减轻，行走较前灵便。嘱其坚持治疗 2 周，并予 7 剂曲直汤化裁。7 日后，患者复诊诉腰腿痛明显改善，现活动可，精神状态佳，情绪较畅，舌脉同上。处方稍有进退，再进 7 剂，并嘱患者坚持针刺治疗一段时间，以巩固疗效。

按语：患者年过七旬。《素问·上古天真论》说："丈夫……七八，肝气衰，筋不能动。"故老年人腰腿痛与肝血亏虚不能濡养筋骨相关。患者高血压病史多年，肝阳偏亢日久，阳盛则阴病，致肝血亏虚，又肝主筋，血虚则不能濡养筋骨，致筋骨失养，出现腰腿部疾患；久病必虚，久病及肾，腰为肾之府，故腰部酸痛；肾主骨生髓，肾虚则骨质代谢功能减退；阳盛则热，热则津液亏耗，发为口干欲饮；久病入络，血虚致瘀，则舌紫，脉弦细。张锡纯治"肝虚腿疼，左部脉微弱者"之腰腿痛之曲直汤，与益气活血方有异曲同工之妙，加足太阳经之攒竹，因其乃脉气之所发。《针灸心语》曰："攒竹穴，能泄膀胱经之气。"刺之可聚集太阳一身之阳。

十九、理气通络方治疗带状疱疹后遗神经痛案

组成：期门、阳陵泉、太冲、间使、中渚、手三里。

功效：理气通络，化瘀止痛。

方义：本处方在《针灸大成》胁痛方的基础上化裁而来。《景岳全书·杂证谟·胁痛》曰："胁痛之病，本属肝胆二经，以二经之脉皆循胁肋故也。"取期门和阳陵泉，乃表里、阴阳、远近相配，以理气通络。其中，期门乃足厥阴肝经的募穴，"募"者募集之意，肝气募集于此，故具有疏肝理气之功；胆经之合穴阳陵泉为筋会，可疏肝利胆以柔筋，与期门共为君穴。厥阴

经太冲与间使为臣，属手足、上下同名经相配，理气化瘀以止痛。太冲为肝经之原穴，助期门以条达肝气；间使属心包经，为"鬼穴"，一则活血以化瘀，正切合"久病入络"之意，二则调神以安神。佐以中渚，其乃手少阳三焦经之输穴，属木，具有升发舒展之性，可助肝胆气机之畅达，又调理三焦之气。手三里为使，是胸胁部之全息点，乃画龙点睛之笔。

操作： 针刺期门时，根据"天三生木，地八成之"，先在肋骨上点 8 下后刺入，得气后沿着肋骨下缘深入，将针少许摇动，渐渐深刺，使针尖达到骨的附近，上下提插，在骨部擦骨膜 8 下，不留针，拔针后患者可自觉局部疼痛即刻减轻许多。

加减： 口干口苦者，加行间，清热泻火。

验案： 陈某，女，64 岁，2016 年 12 月 3 日初诊。自诉半年前患有带状疱疹，经治已愈。现右胁下疼痛明显，加重 1 周，但局部皮肤完好，阵发性疼痛剧烈、呈放射状、夜间尤甚，以致辗转难眠。每服止痛药暂可缓解，但症状反复发作，痛苦不已。平素性情急躁，饮食尚可，大便正常。舌暗红、苔薄白，脉弦细。西医诊断：带状疱疹后遗神经痛；中医诊断：蛇丹愈后痛（辨证：气滞血瘀）。

选理气通络方针刺治之，1 周 2～3 次，每次留针 30 分钟，并嘱患者保持心情舒畅，忌食生冷油腻、海鲜类。1 周后自觉症状明显减轻，3 周后患者自诉右胁下疼痛基本痊愈。

按语： 带状疱疹后遗神经痛，中医称"蛇丹愈后痛"，多因情志内伤，肝郁化火，或湿邪下注，或火毒炽盛，导致气血凝滞，经络不通，继而发病。常持续数月，甚至数年之久，临床治疗颇为棘手，但确实是针灸的优势病种。患者患病半年，平素性情急躁，肝气郁滞，因气为血之帅，气不行则血不运，气血不通畅，日久瘀滞不通，胁下属足少阳胆经循行所过之处，又因厥阴与少阳肝胆相表里，故见胁下瘀滞不通而痛。

处方选穴，原则上根据"经脉所过，主治所及"及全息对应疗法，通过上下配穴，同气相求，加强经气的作用，效果更佳。